치매 예방을 위한
시니어 컬러링북
나 어렸을 때는

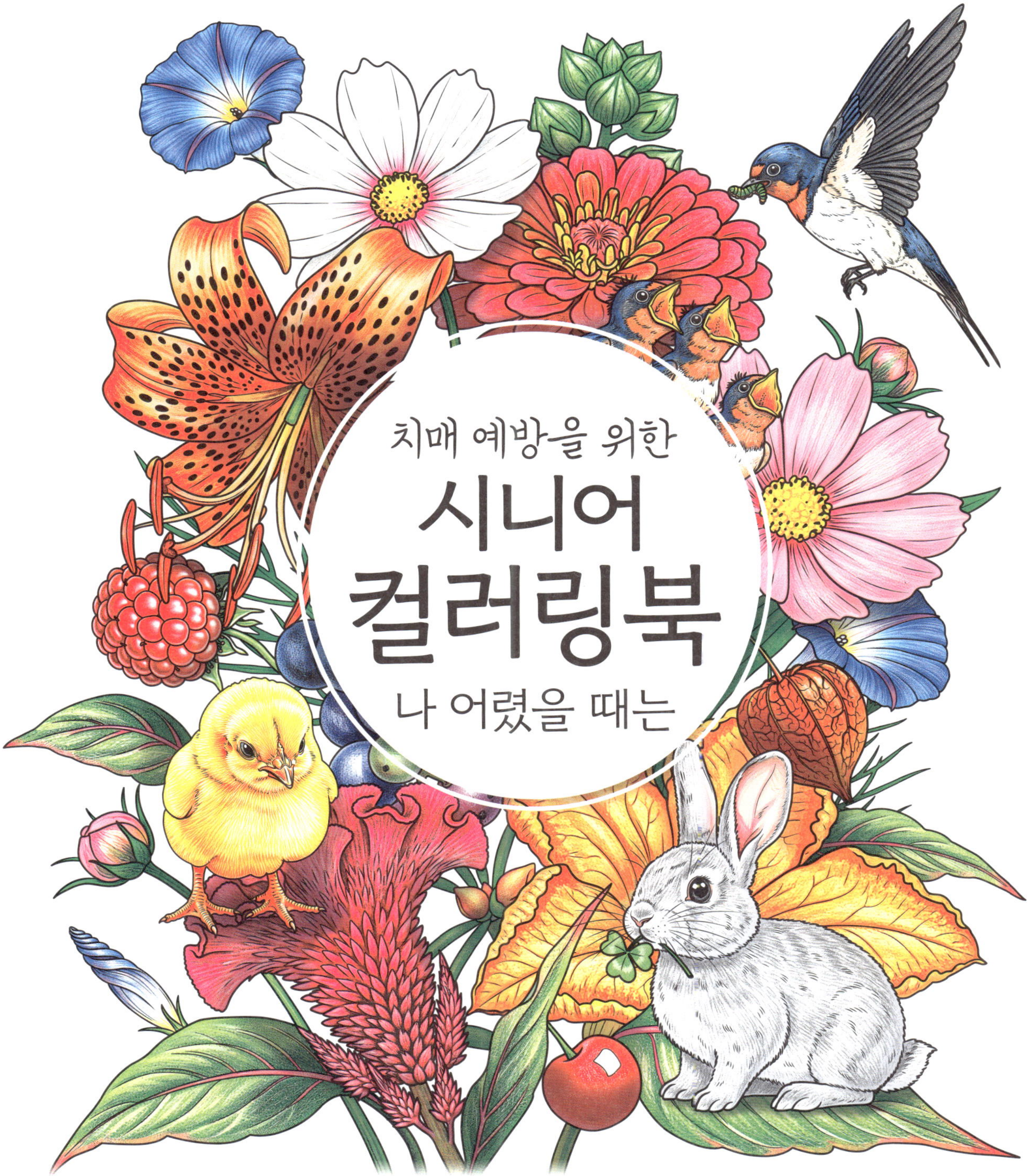

송연서 지음

그림빛

저자의 말

은퇴 후의 삶을 어떻게 채워야 할까요? 우리는 초고령화 사회 속에서 살아가고 있습니다. 자녀들이 바쁘게 살아가는 동안, 어르신들은 하루하루를 비교적 한가하게 보내는 경우가 많습니다. 그러나 그 한가함이 곧 외로움이나 무료함으로 이어지기도 하지요. 저는 그런 시간 속에서 작은 즐거움과 의미를 찾을 수 있도록 돕고 싶었습니다. 바로 그 마음이 이 책의 출발점이 되었습니다.

저는 오랫동안 학생들에게 그림을 가르쳤습니다. 그림은 저에게 단순한 취미나 직업이 아니라 삶을 지탱해 준 언어였습니다. 은퇴 후에는 직접 붓을 잡지 않더라도, 그림이 누군가에게 미소와 위로를 건넬 수 있기를 바랐습니다. 특히 저의 어머니가 색을 칠하며 행복한 기억을 떠올리는 모습을 상상하면서, "나의 그림이 나의 엄마를, 그리고 수많은 누군가의 엄마를 미소짓게 만들었으면 좋겠다"라는 바람을 품게 되었습니다.

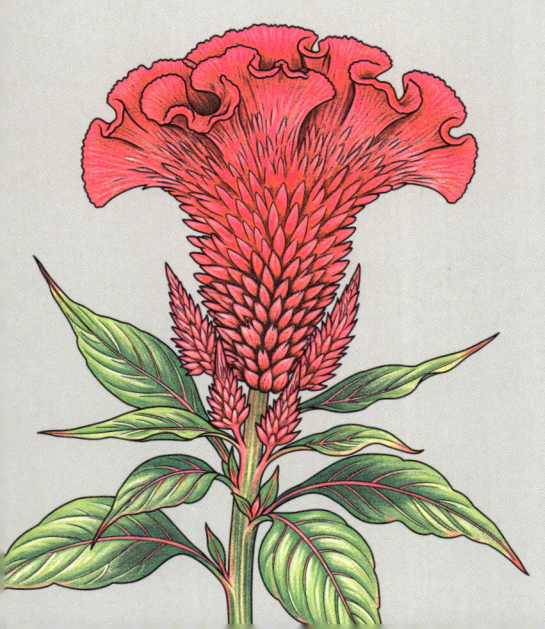

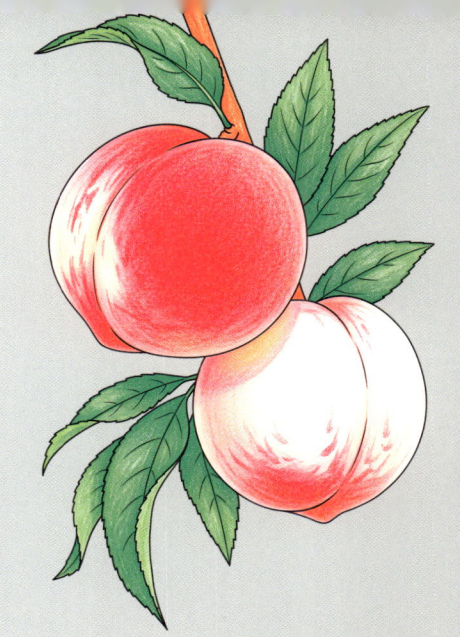

　이 책 『치매 예방을 위한 시니어 컬러링북 – 나 어렸을 때는』은 단순히 색을 칠하는 책이 아닙니다. 저는 무엇보다도 그림이 예뻐야 한다는 원칙을 세웠습니다. 보고만 있어도 기분이 좋아지고, 색을 더하면 더 아름다워지는 그림이 되어야 한다고 믿었기 때문입니다. 그래서 소재를 고를 때에도 오랜 시간 70대 어머니와 대화하며 어르신들의 기억 속 풍경을 하나하나 되살렸습니다.

　지금은 찾아보기 힘든 꽃과 과일들이 많습니다. 불꽃처럼 화려한 요즘의 맨드라미와 달리, 예전에는 닭벼슬처럼 우뚝 선 맨드라미가 흔했습니다. 사과도 지금처럼 여러 품종이 아니라 새빨갛게 빛나는 홍옥이 주류였지요. 알록달록한 채송화가 마당마다 피었고, 산과 들에 널린 머루와 다래는 놀러 나온 아이들의 입 안을 달콤하게 채웠습니다. 저는 이런 디테일을 최대한 담아내려 했습니다. 그림을 보며 "맞아, 그땐 그랬지" 하고 웃음 지을 수 있도록 말입니다.

　총 32장의 그림을 담았습니다. 시니어 컬러링북 가운데서도 가장 많은 수량입니다. 불필요한 선 연습이나 빈 칸 채우기 대신, 꽃과 과일, 어린 시절을 상기시킬 수 있는 소재를 아낌없이 수록했습니다. 또한 지루하지 않도록 난이도를 다양하게 구성했습니다. 아주 쉽게 접근할 수 있는 그림부터, 집중력을 요하는 그림까지 함께 실어 두어 채색 과정이 곧 작은 도전이 되고 성취가 되도록 했습니다.

왼쪽 페이지에는 제가 직접 색연필 기법으로 그린 예시작을 크게 넣었습니다. 기존 시니어 컬러링북의 예시가 단순히 컴퓨터로 면을 채운 것에 그쳤던 점을 보완하고 싶었습니다. 색연필의 질감을 살린 실제 그림은 따라 하기 쉽고, 결과물을 상상하는 즐거움도 더해 줍니다. 오른쪽에는 동일한 밑그림을 선명하게 배치해 시원시원하게 색칠할 수 있도록 했습니다.

그림의 외곽선은 두껍고 진하게 처리했습니다. 눈이 쉽게 피로해지지 않도록 하기 위함입니다. 또한 세부적인 형태까지 선으로 표시해 두었기 때문에 큰 면적을 단순히 색칠해도 잎맥이나 무늬가 자연스럽게 드러납니다. 이는 완성도를 높여 주고, 색칠한 분들에게 성취감을 안겨 드립니다.

컬러링은 단순한 놀이가 아니라 뇌와 마음을 동시에 자극하는 활동입니다. 연구에 따르면, 색칠 활동은 스트레스를 완화하고 불안을 낮추며 집중력을 높여 줍니다. 색을 고르고 손을 움직여 채색하는 과정에서 시각과 운동, 인지 기능이 함께 작동합니다. 이러한 꾸준한 자극은 치매 예방에 도움이 되는 건강한 생활 습관으로 평가받습니다. 특히 이 책처럼 어린 시절을 회상할 수 있는 소재와 결합될 때, 회상치료 효과가 더해져 우울감을 줄이고 삶의 만족도를 높이는 데 기여할 수 있습니다.

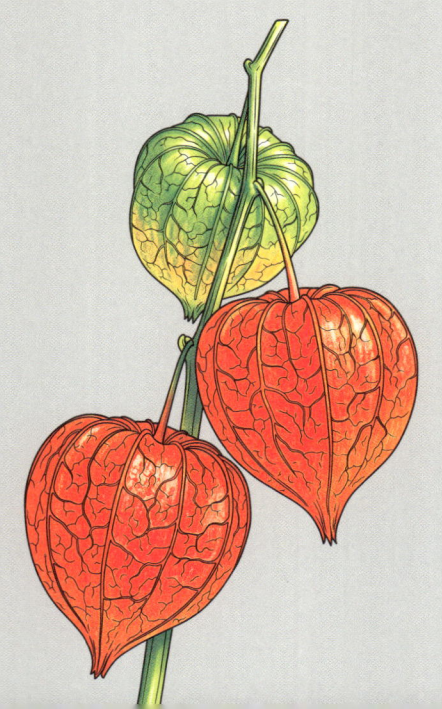

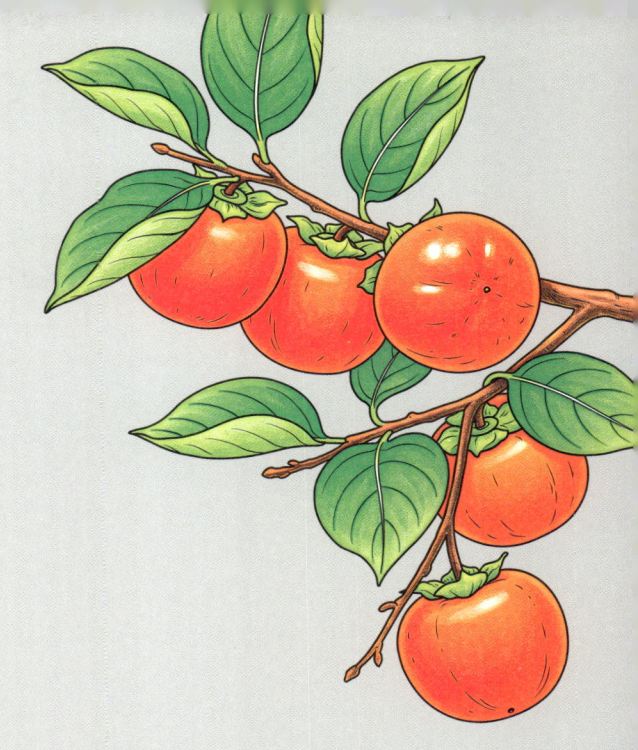

　저는 이 책이 어르신들에게 단순히 색칠하는 시간을 넘어, 삶의 한 조각을 되찾는 경험이 되기를 바랍니다. 색연필 끝에서 되살아나는 홍옥의 붉은빛, 채송화의 연분홍, 머루의 보랏빛은 그 시절의 추억을 부드럽게 불러내 줄 것입니다. 그리고 그 순간, 잠시나마 현재의 외로움이 잊히고 마음이 환하게 밝아진다면, 이 책은 제 역할을 다한 셈일 것입니다.

　『치매 예방을 위한 시니어 컬러링북 – 나 어렸을 때는』은 제 첫 책이지만 끝은 아닙니다. 앞으로 『엄마의 꽃밭』, 『엄마의 추억 앨범』 등 같은 시리즈를 이어갈 예정입니다. 더 많은 추억의 풍경을 그림으로 담아, 어르신들의 하루가 조금 더 다채롭고 행복해지기를 바라고 있습니다.

　이 책을 집어 든 당신이 색을 칠하며 작은 행복을 발견하시길 바랍니다. 한 장 한 장 채색할 때마다 잊고 있던 웃음을 되찾을 수 있기를 진심으로 소망합니다.

차례

제 1장 어린 날 그 꽃들

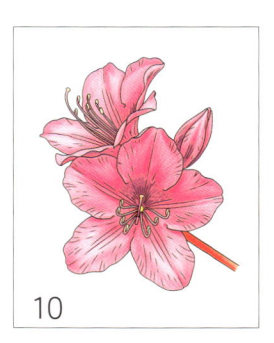
10

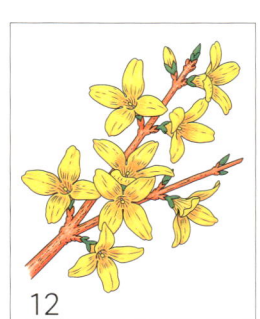
12

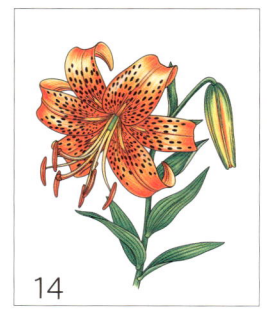
14

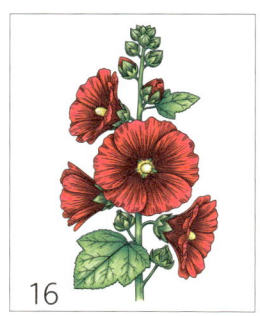
16

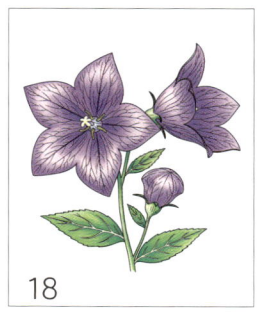
18

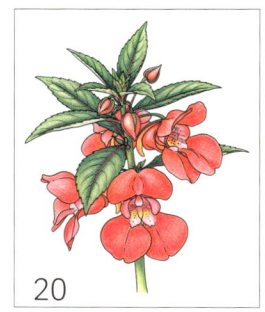
20

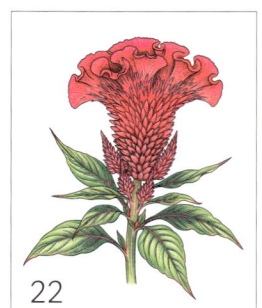
22

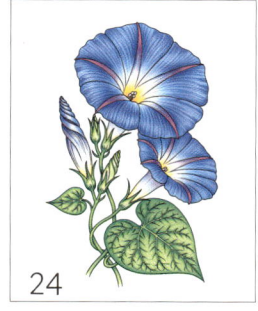
24

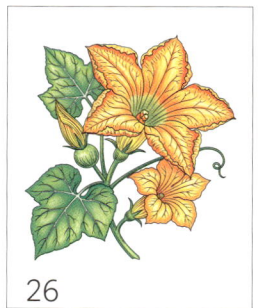
26

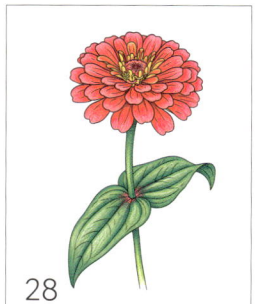
28

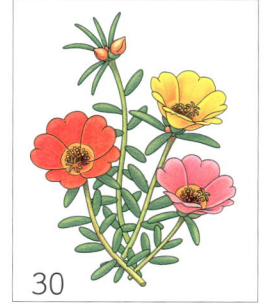
30

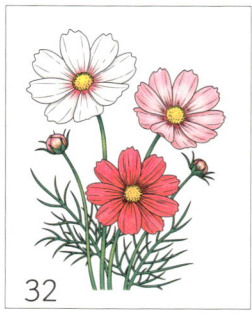
32

제 2장 추억 속 그 과일

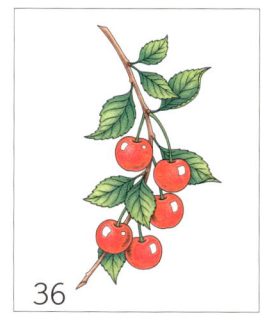
36

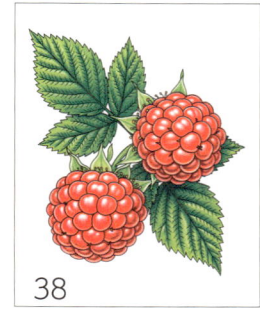
38

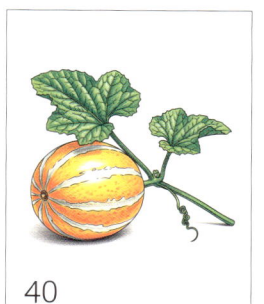 40
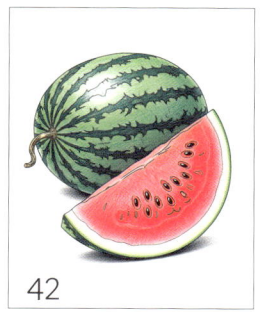 42
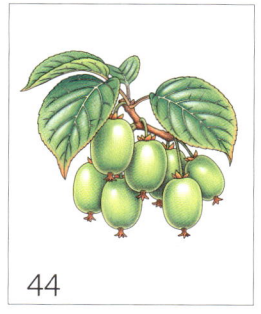 44
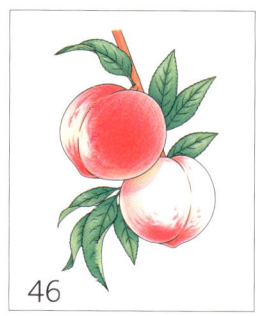 46
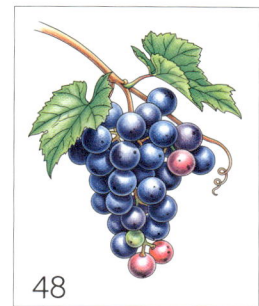 48

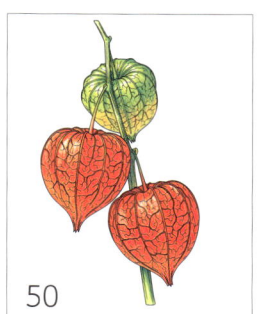 50
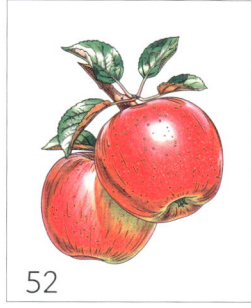 52
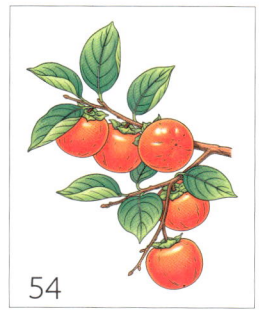 54

제 3장 그땐 그랬지

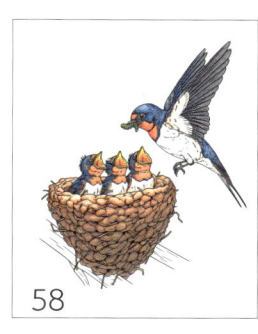 58
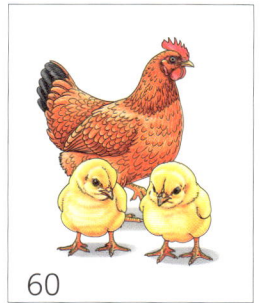 60

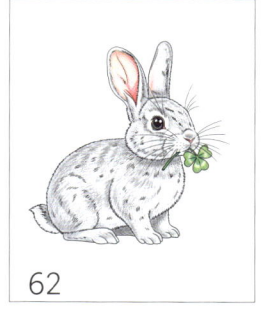 62
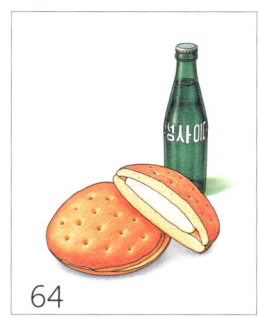 64
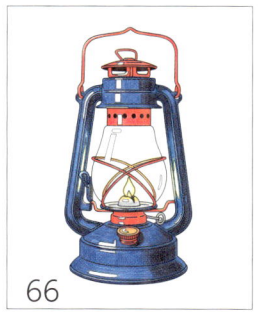 66
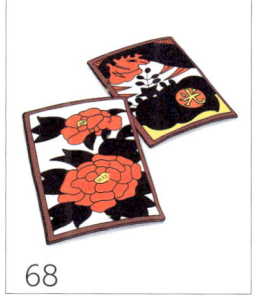 68
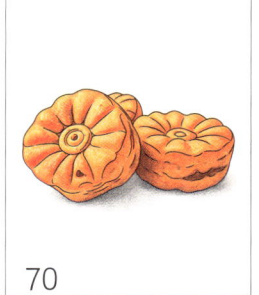 70

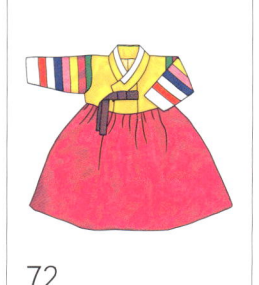 72
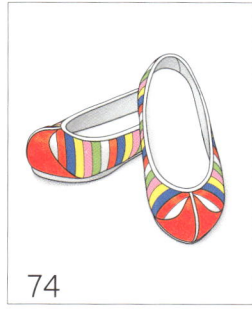 74
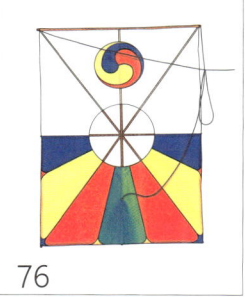 76

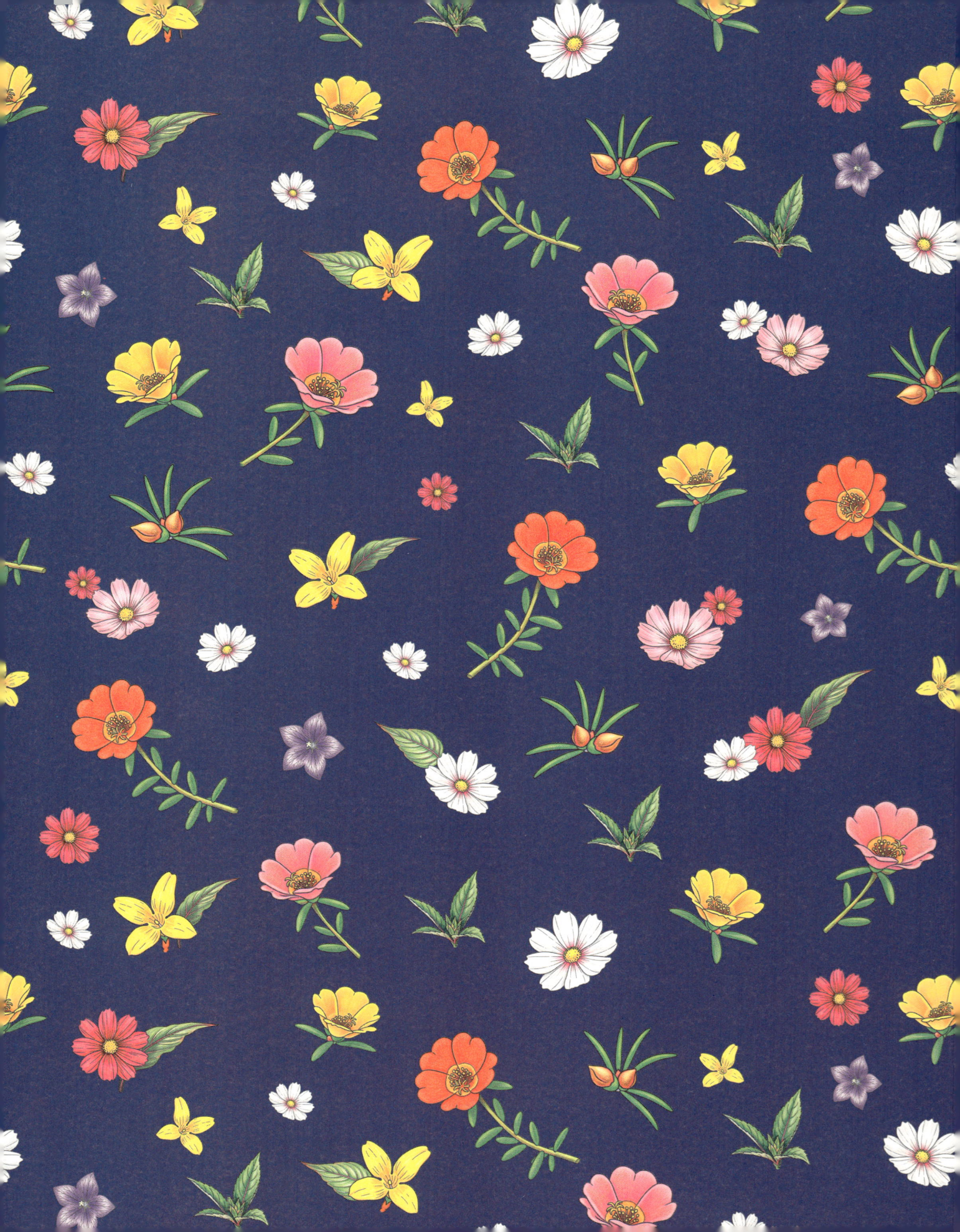

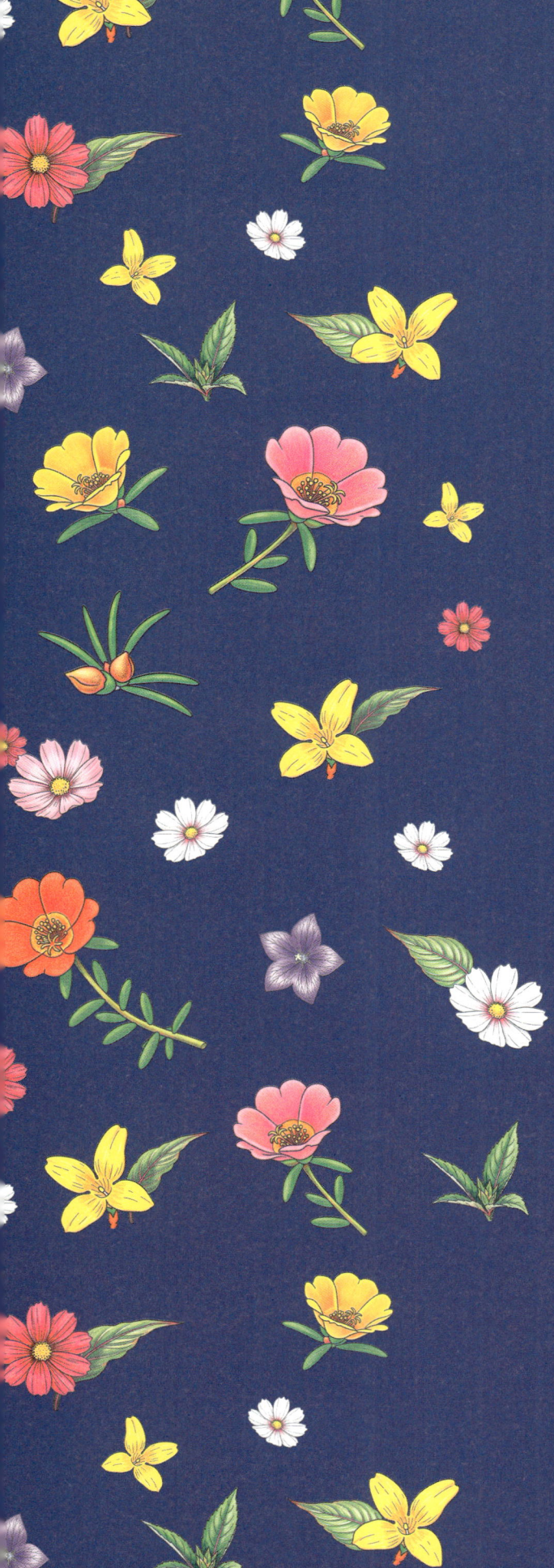

제1장 어린 날 그 꽃들

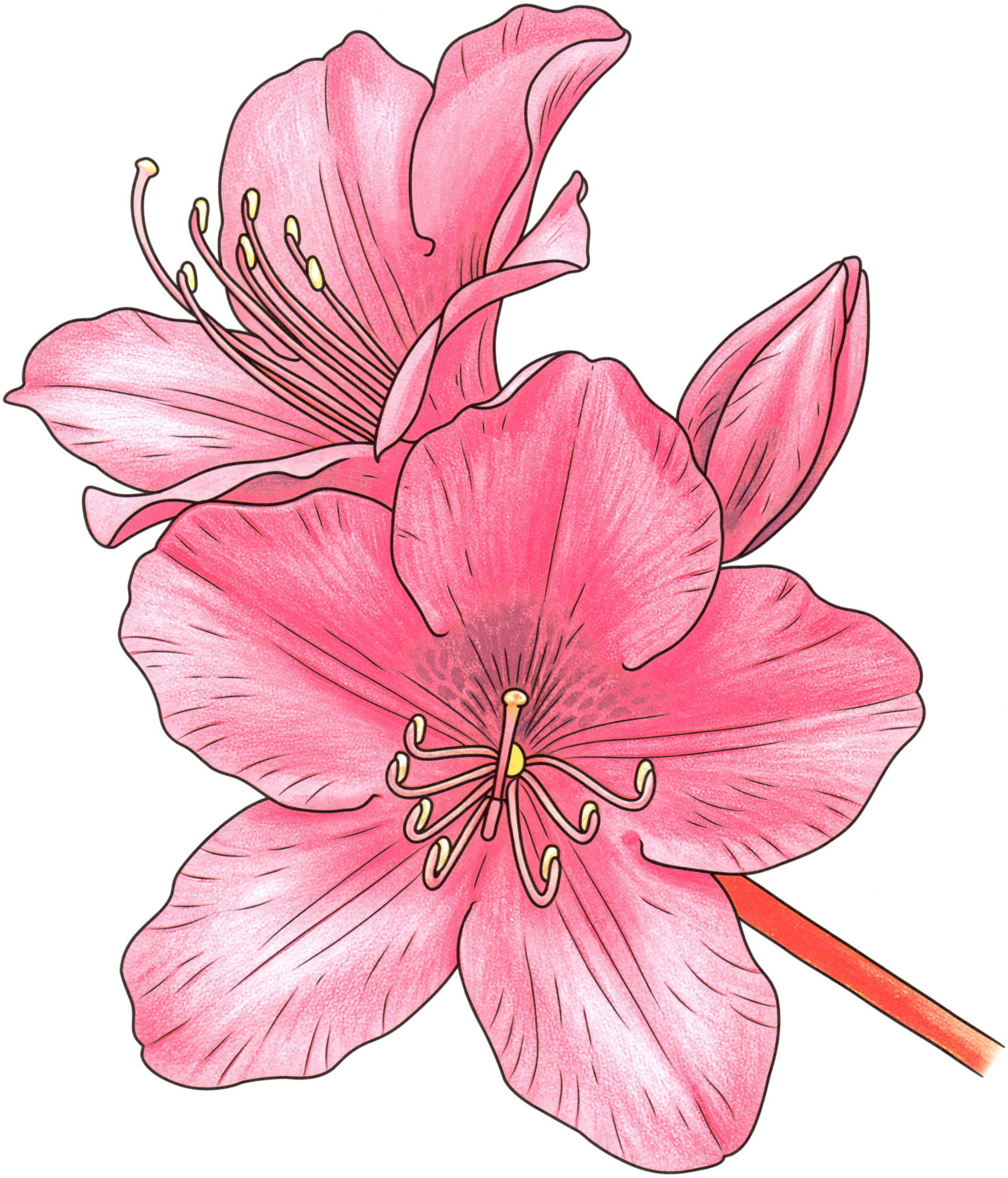

봄을 여는 꽃 — 진달래

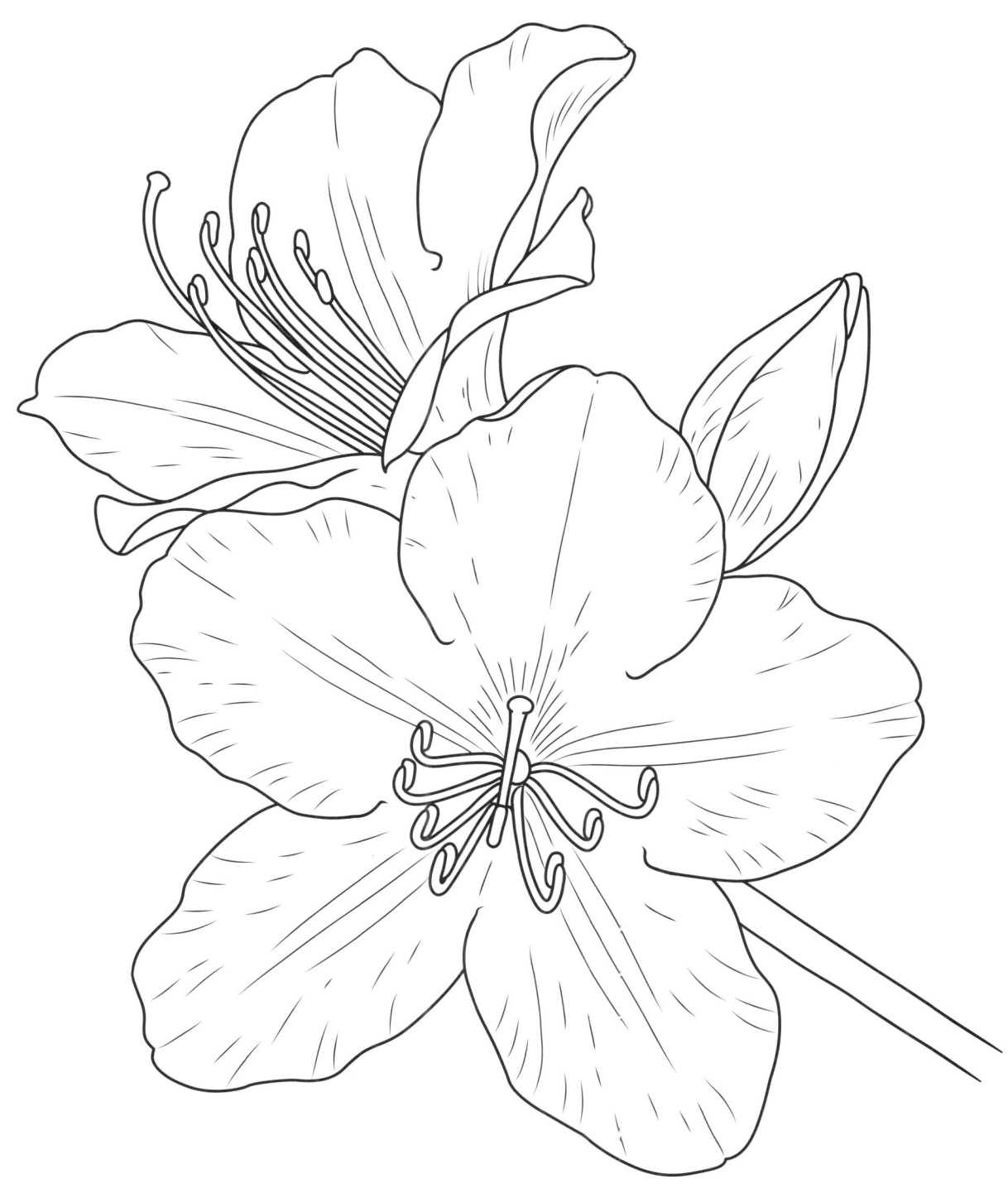

노란 웃음으로 골목길을 밝히는 — 개나리

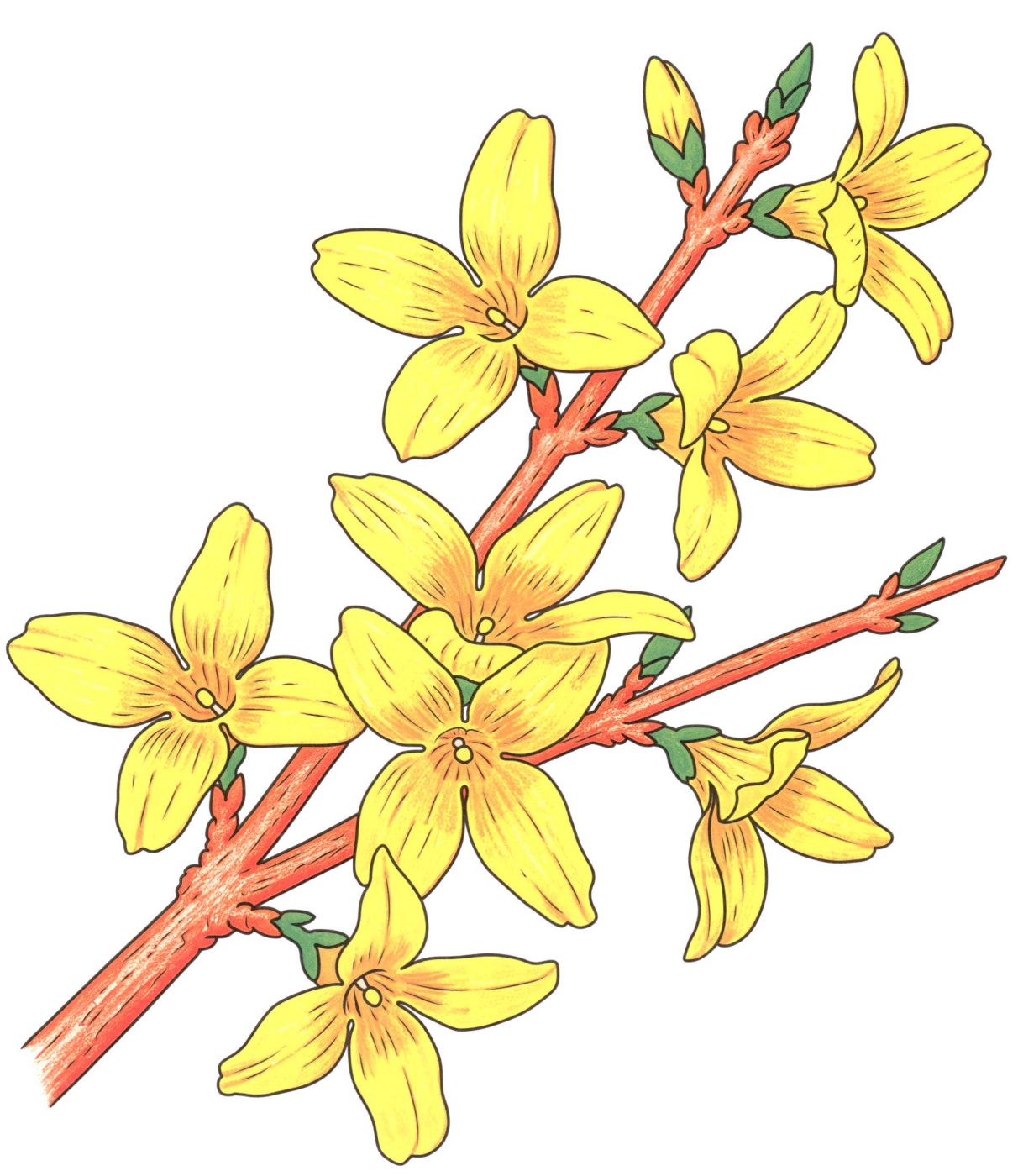

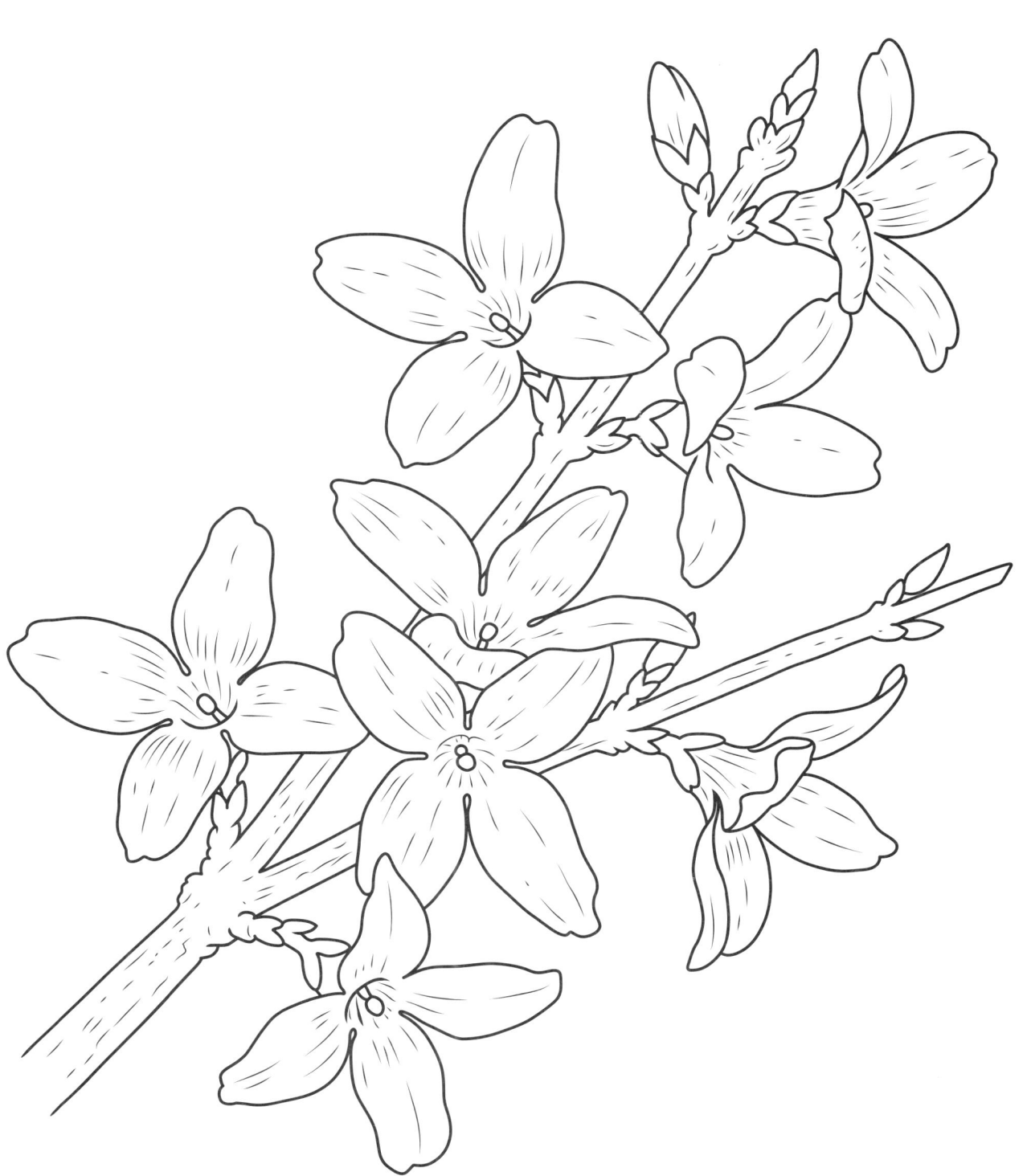

순수한 마음을 담은 꽃 — 참나리

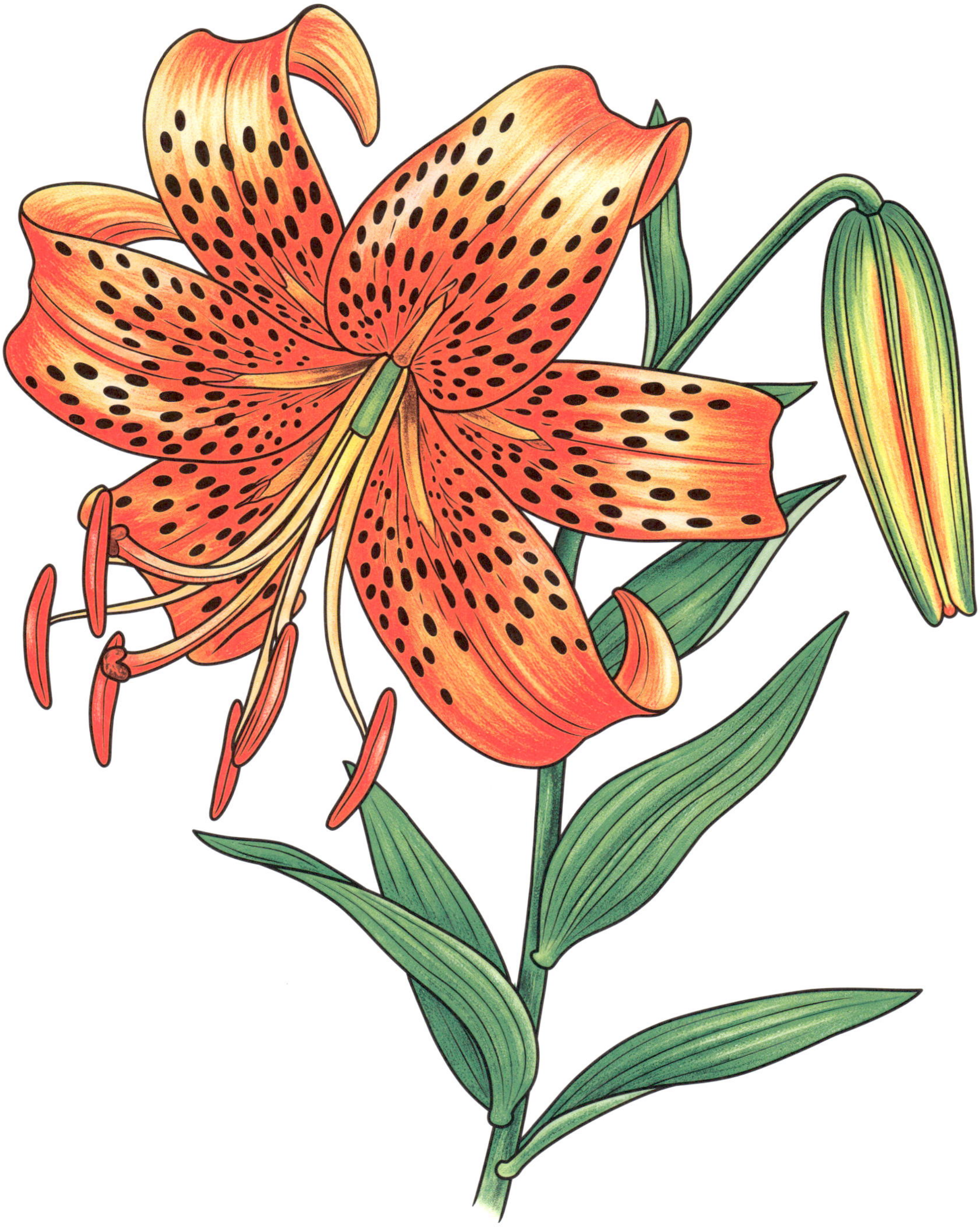

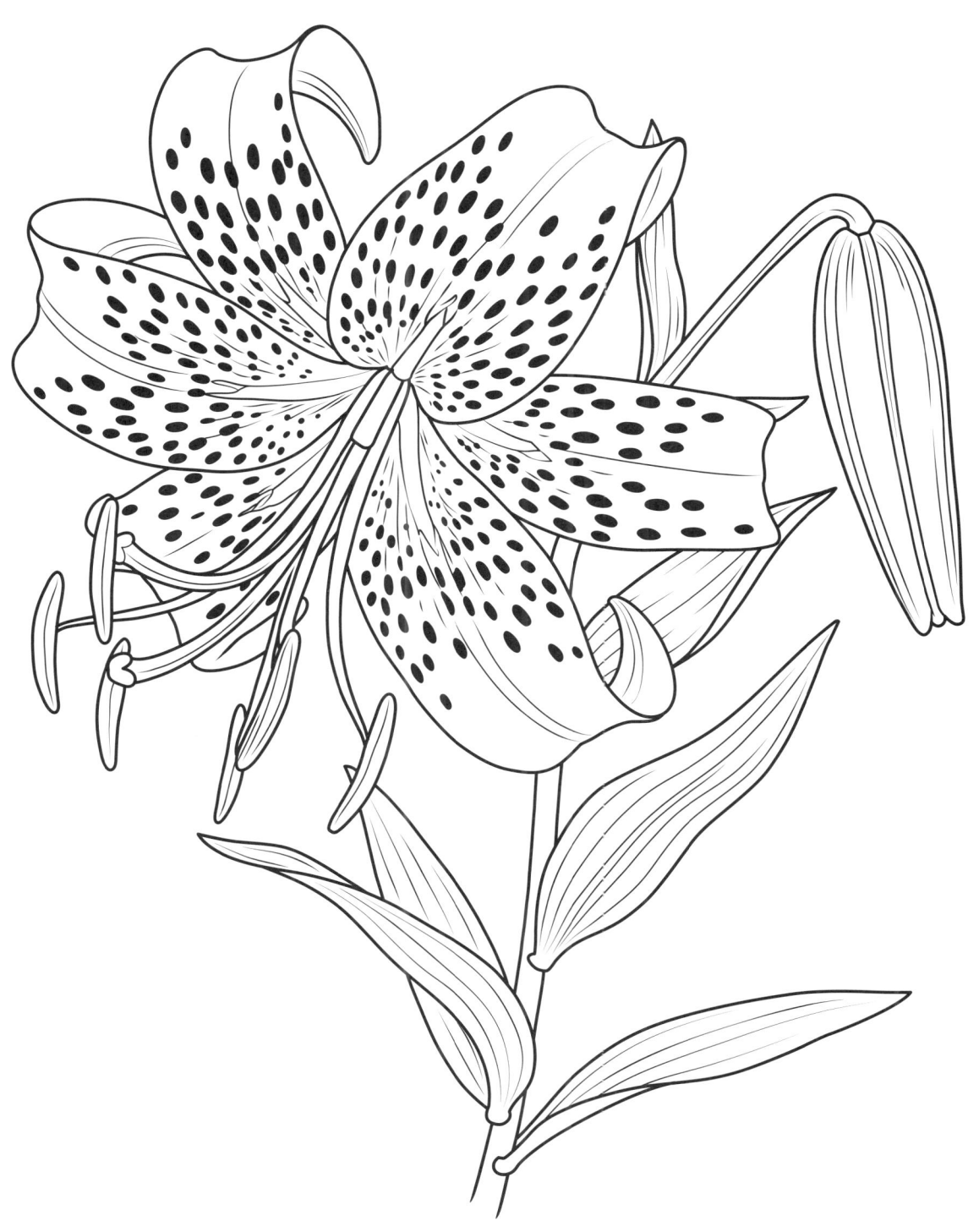

마당 끝에서 소망을 키우는 — 접시꽃

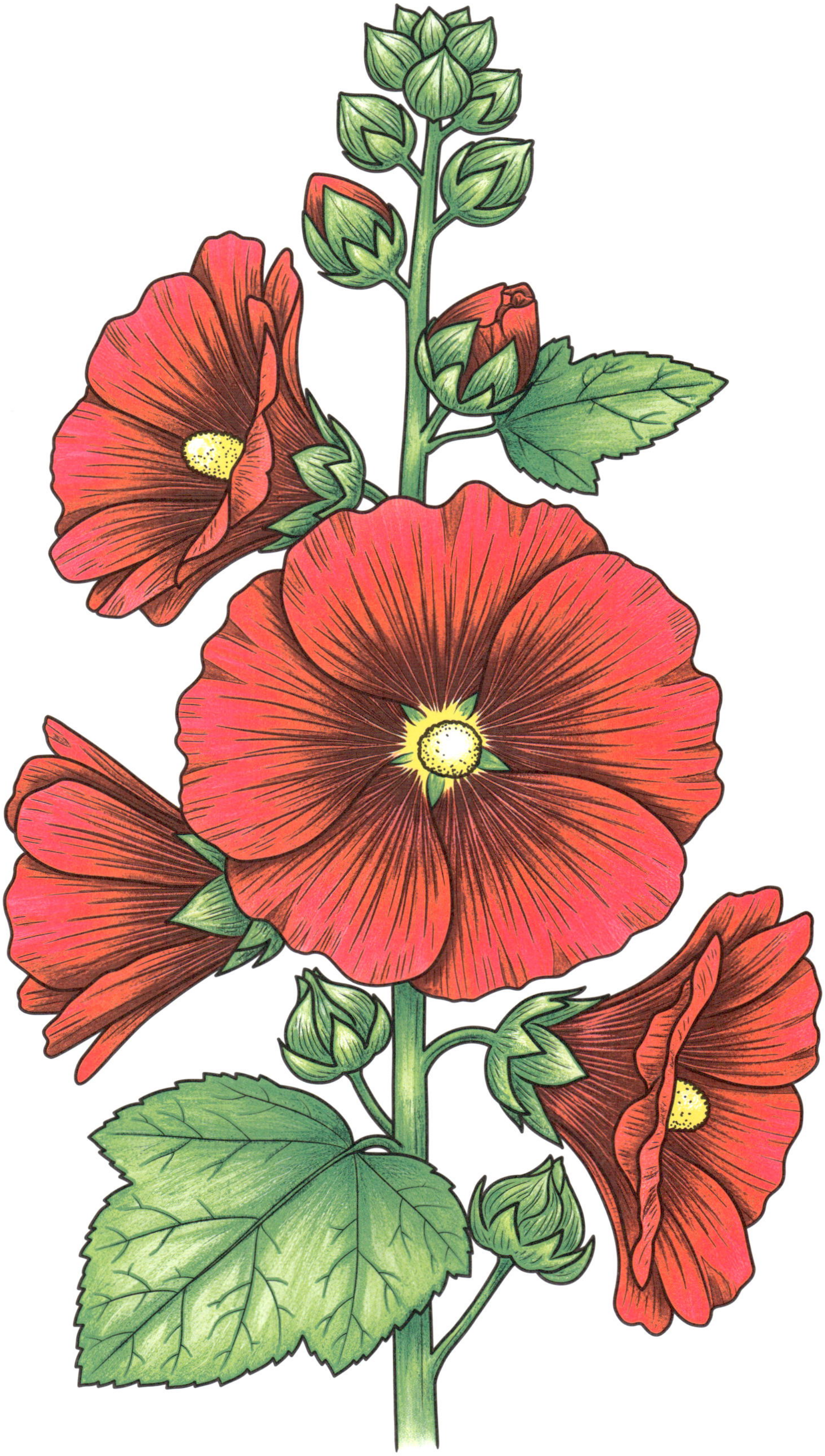

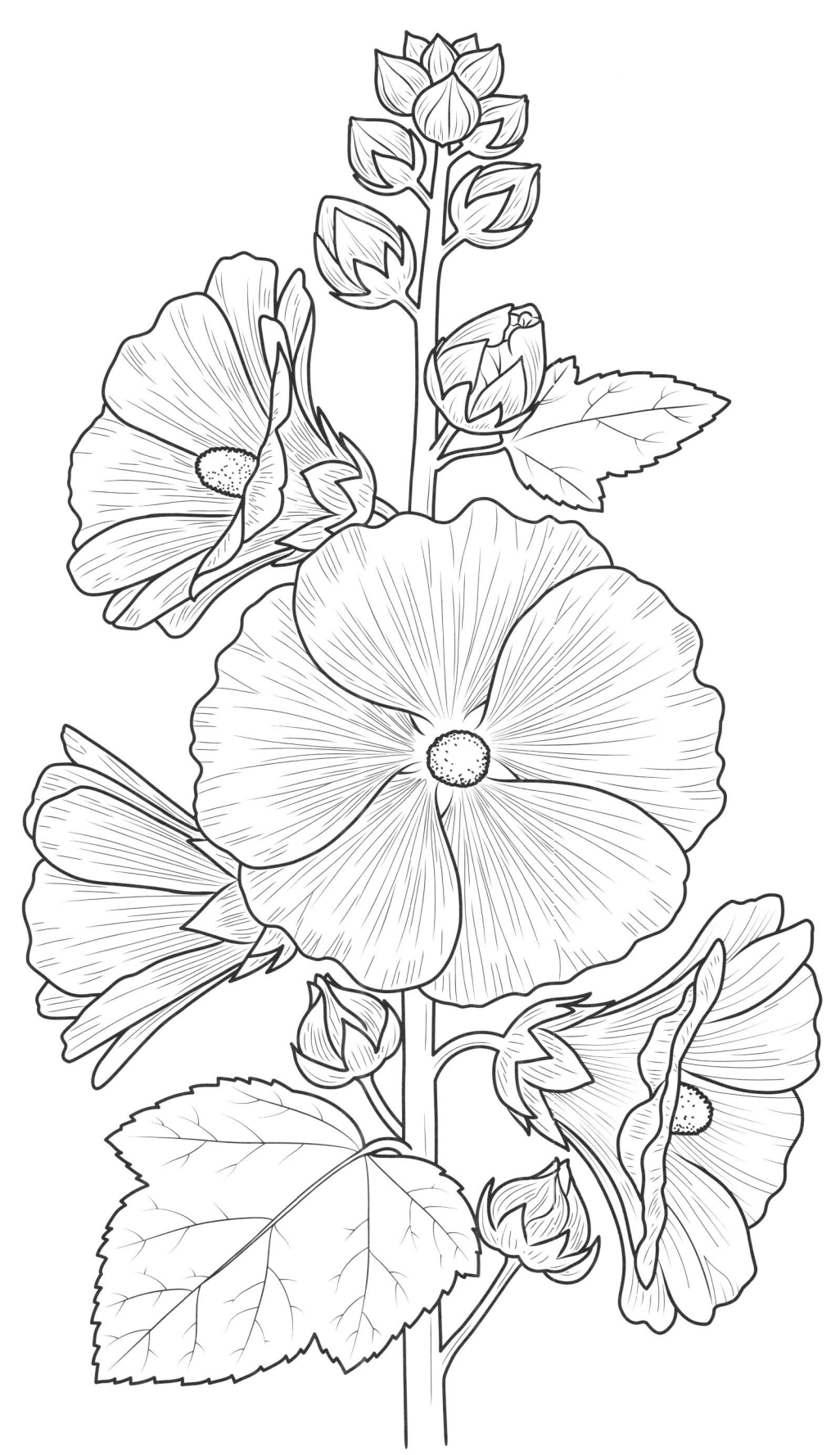

산골짜기 맑은 바람을 담은 — 도라지꽃

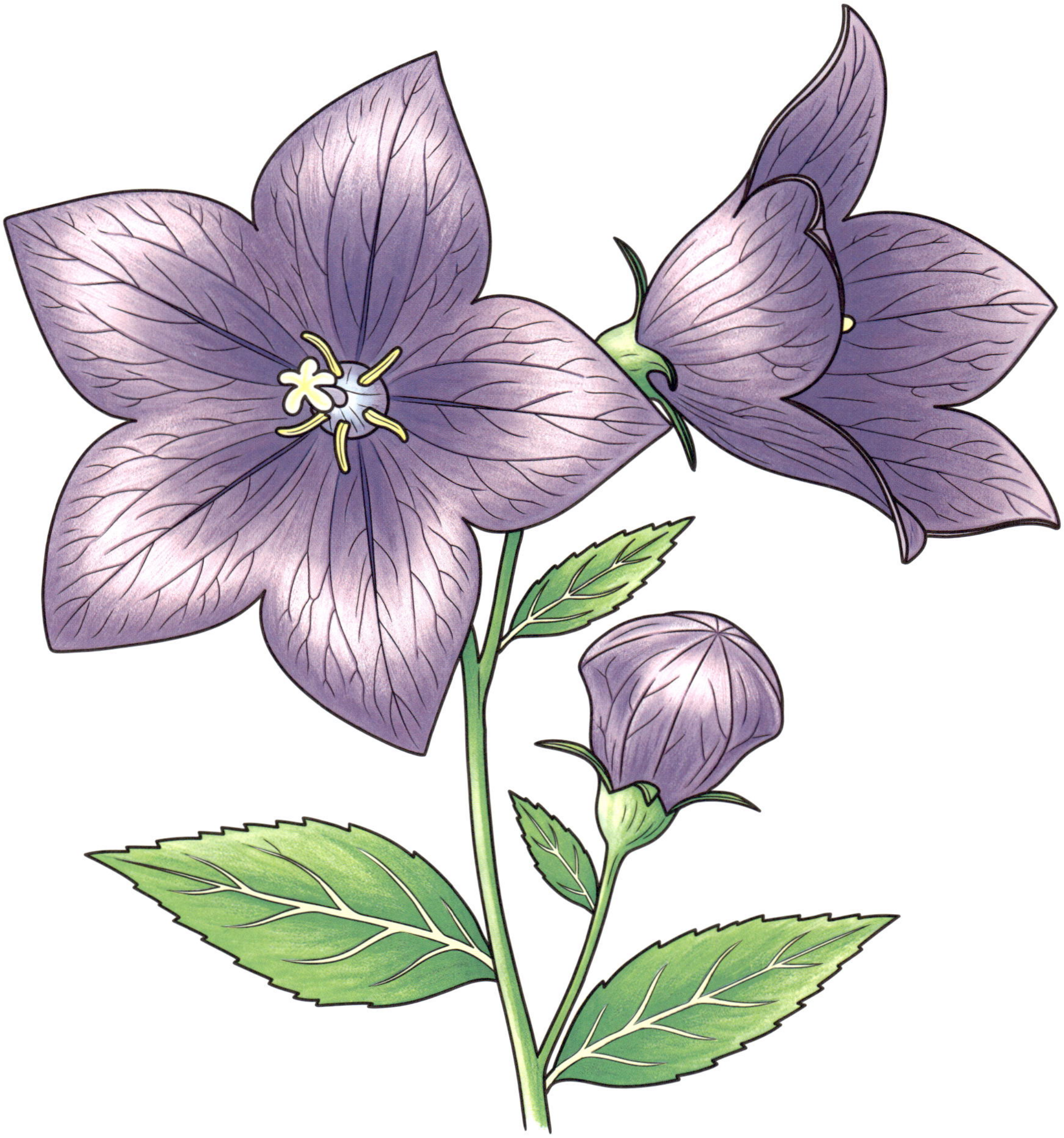

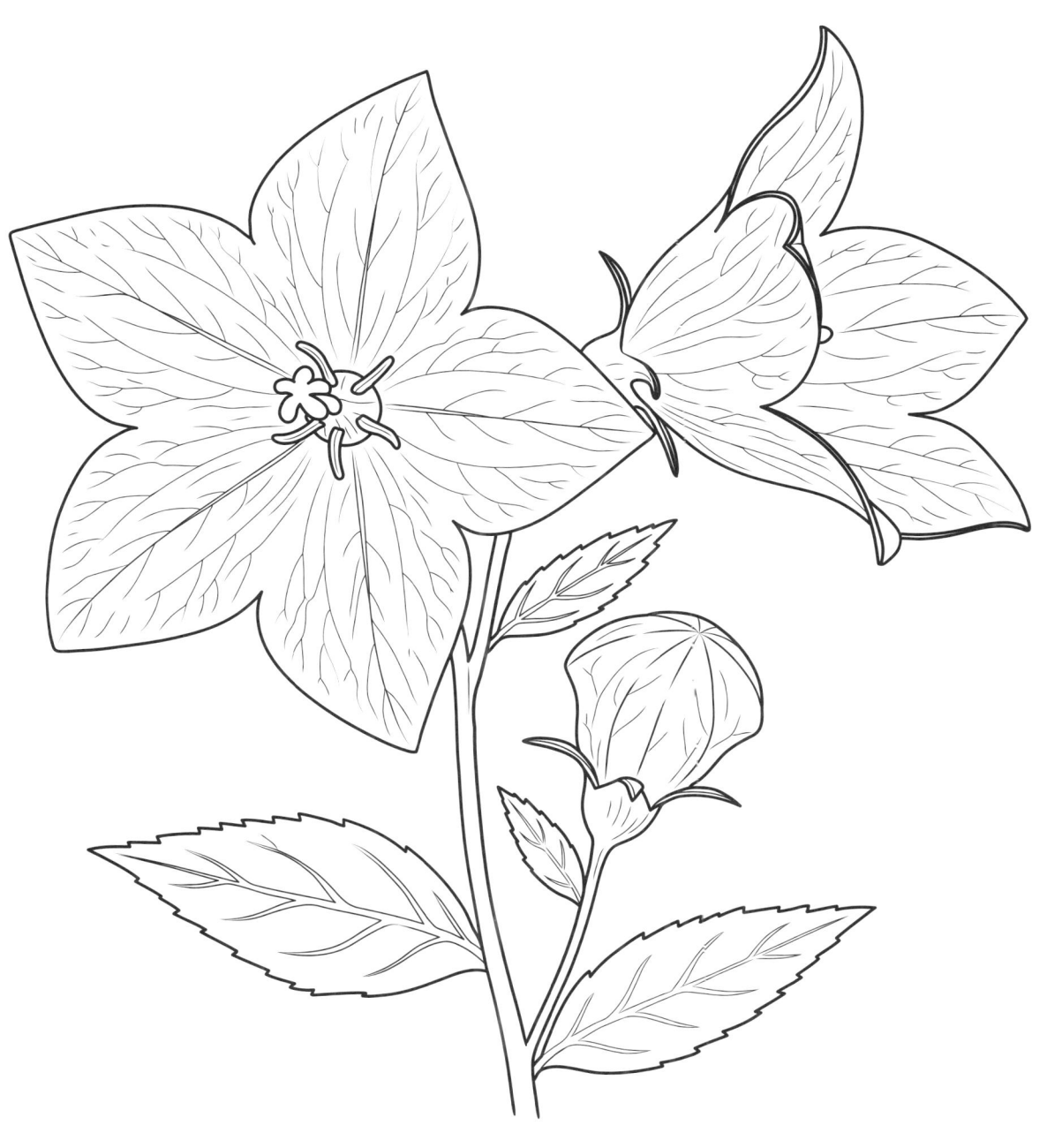

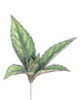

손끝에 물들어 오래도록 기억되는 — 봉숭아

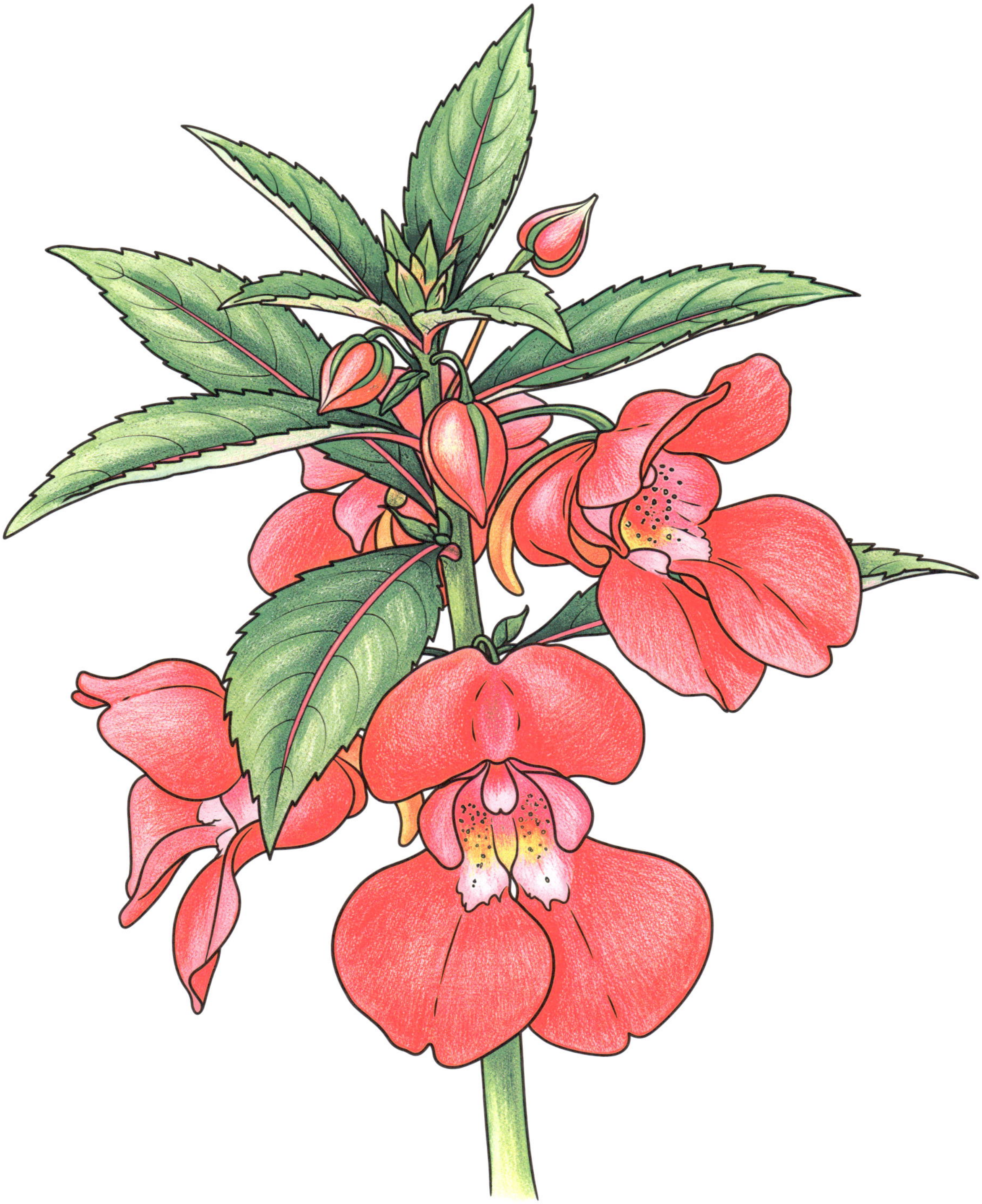

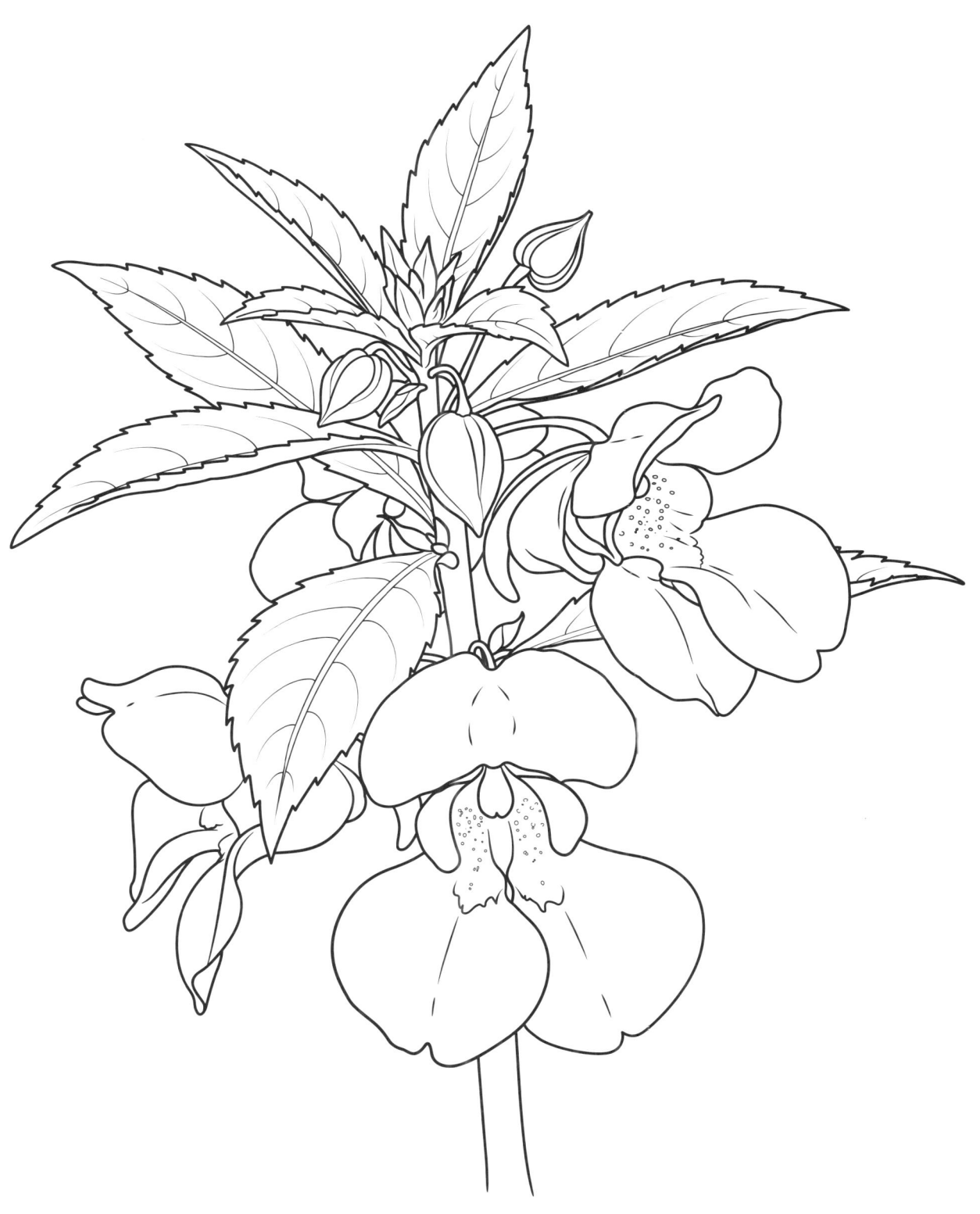

시들지 않는 사랑 — 맨드라미

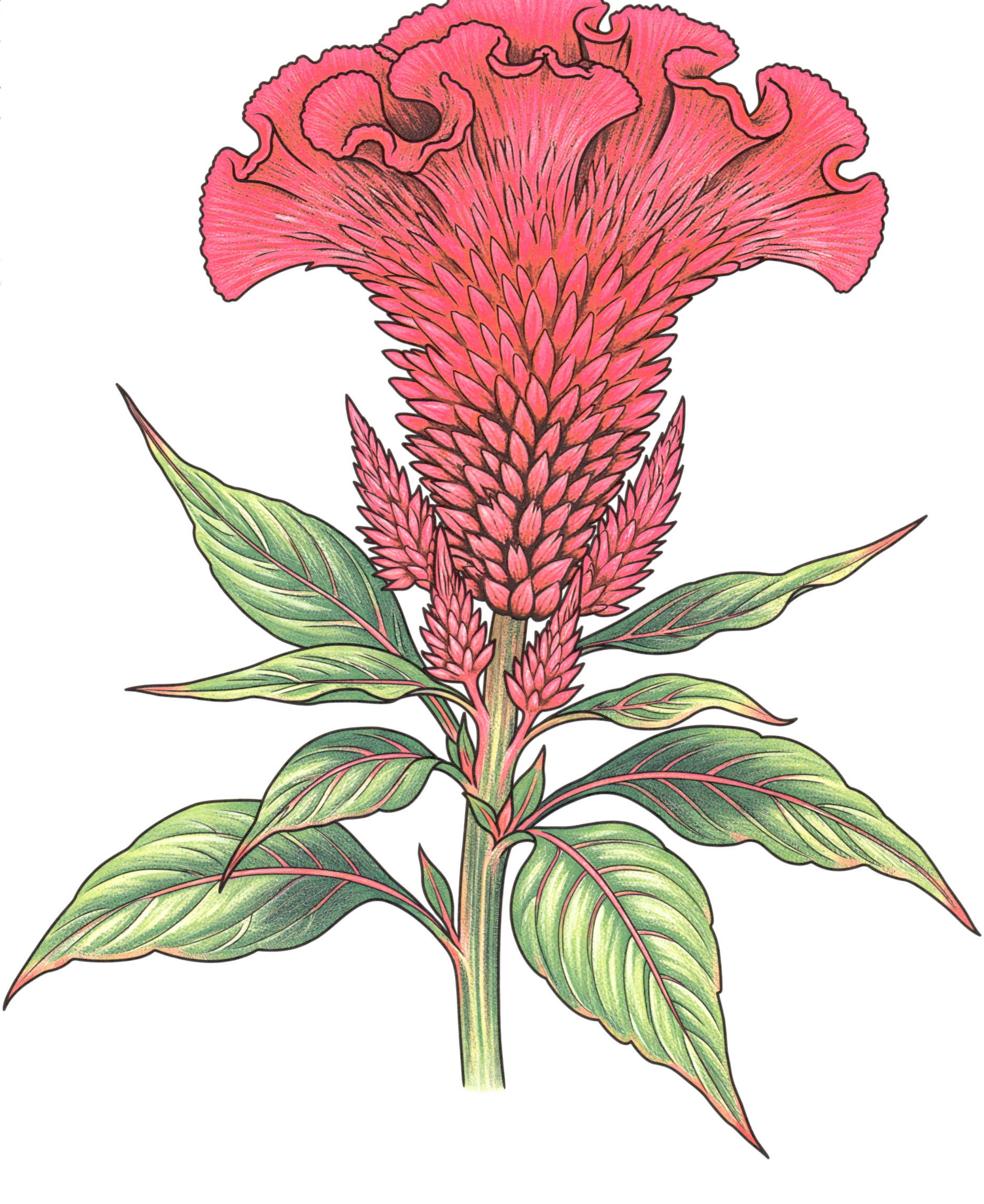

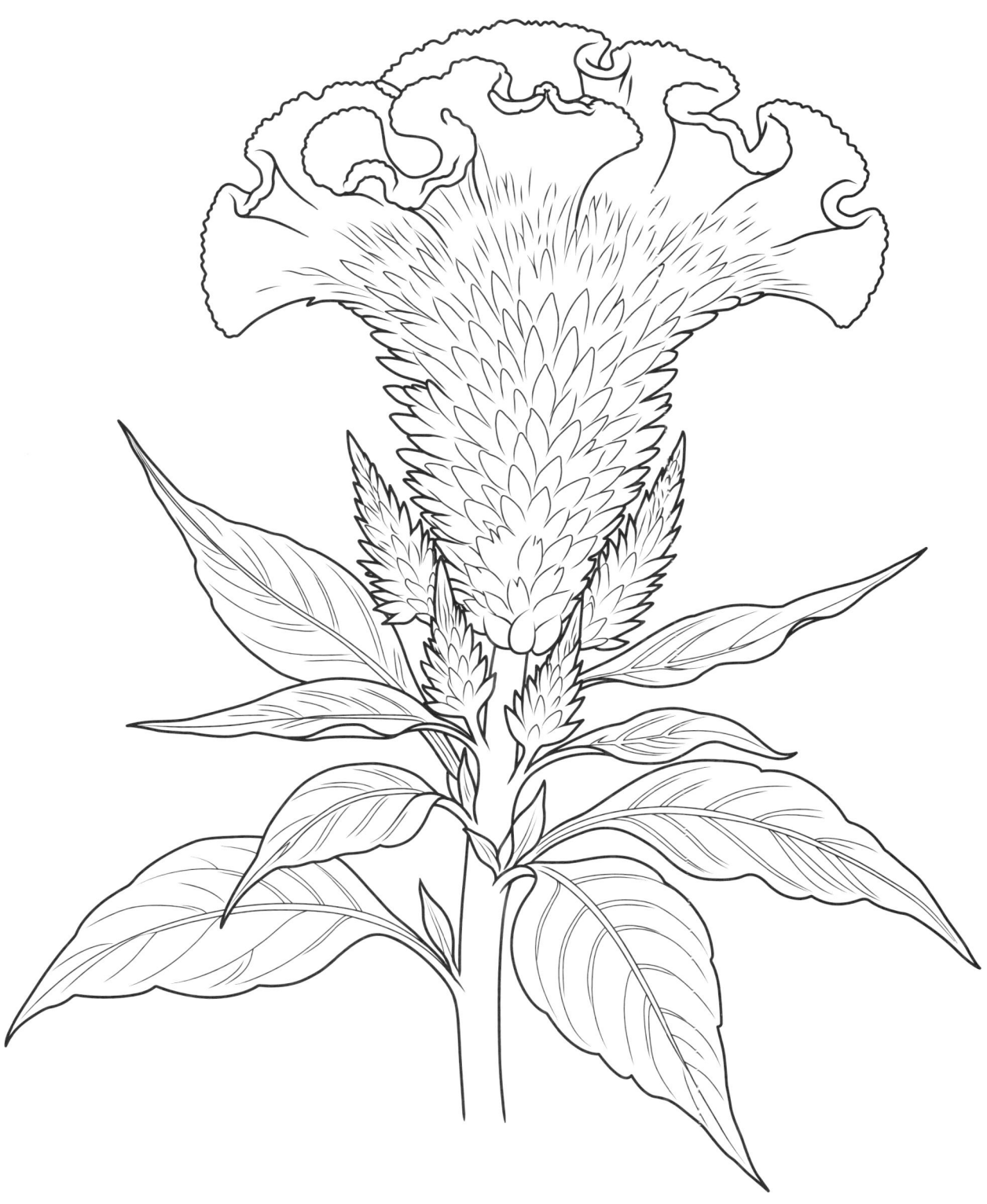

아침을 여는 인사 — 나팔꽃

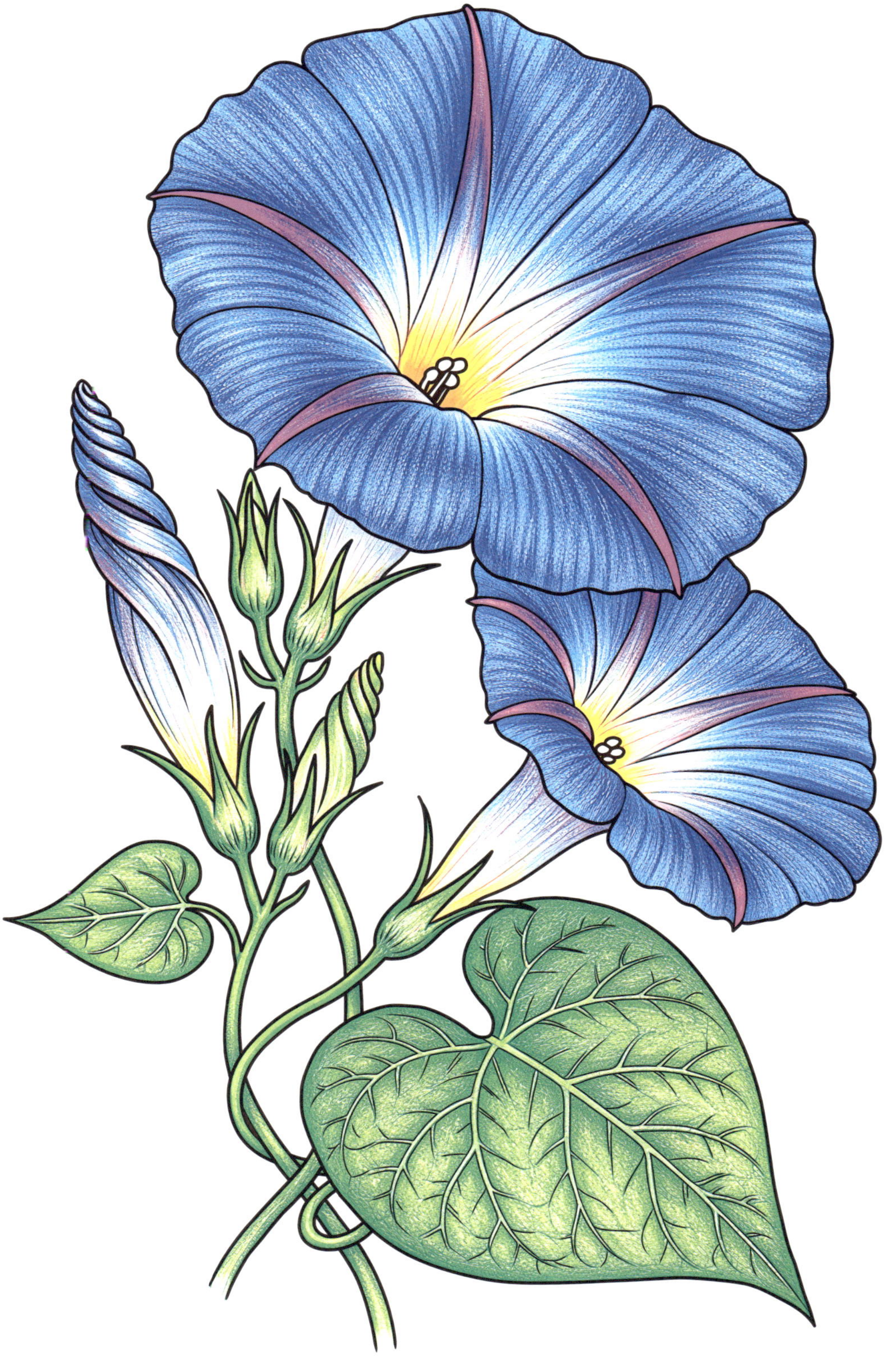

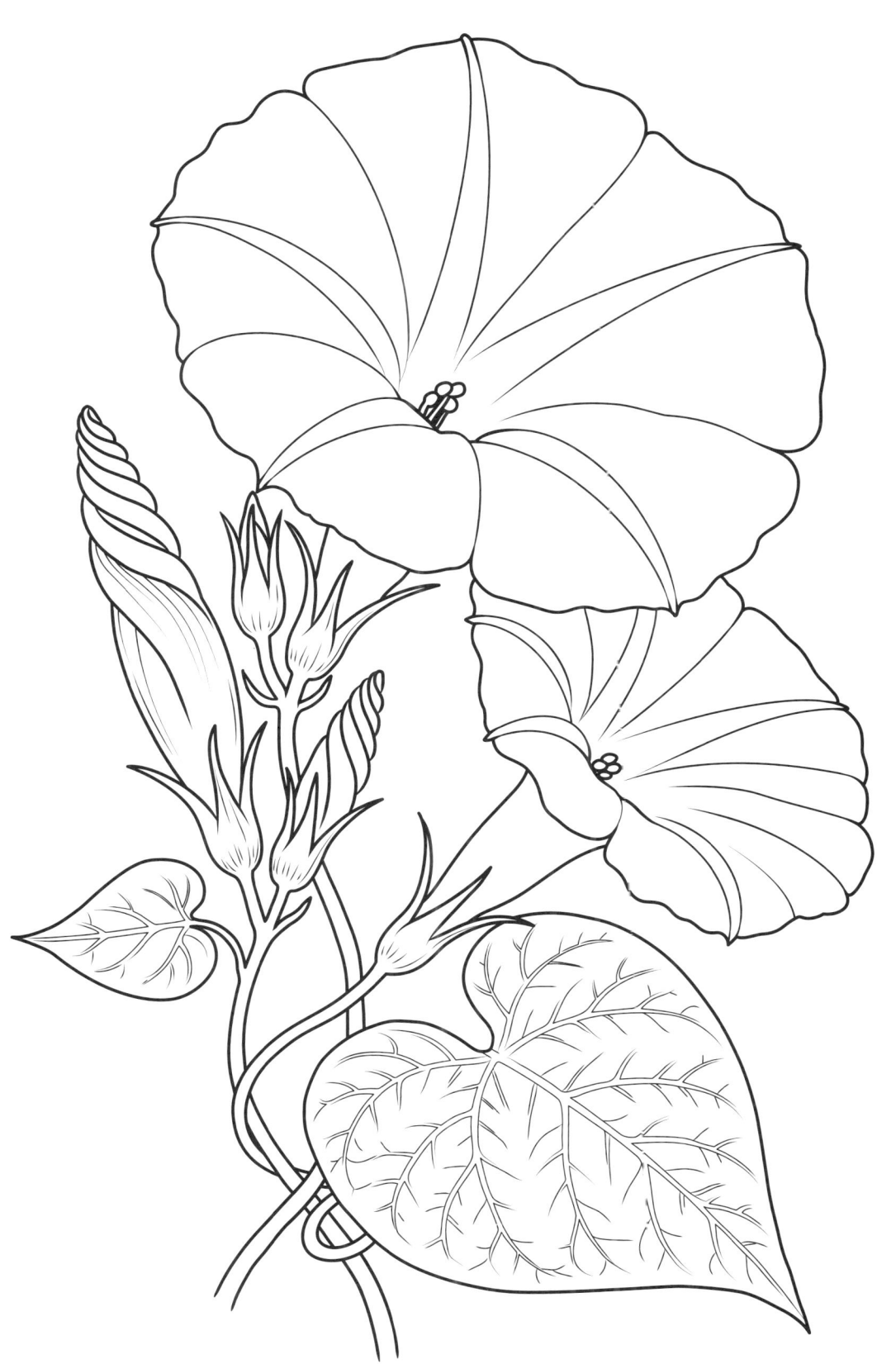

넉넉한 마음으로 세상을 품는 — 호박꽃

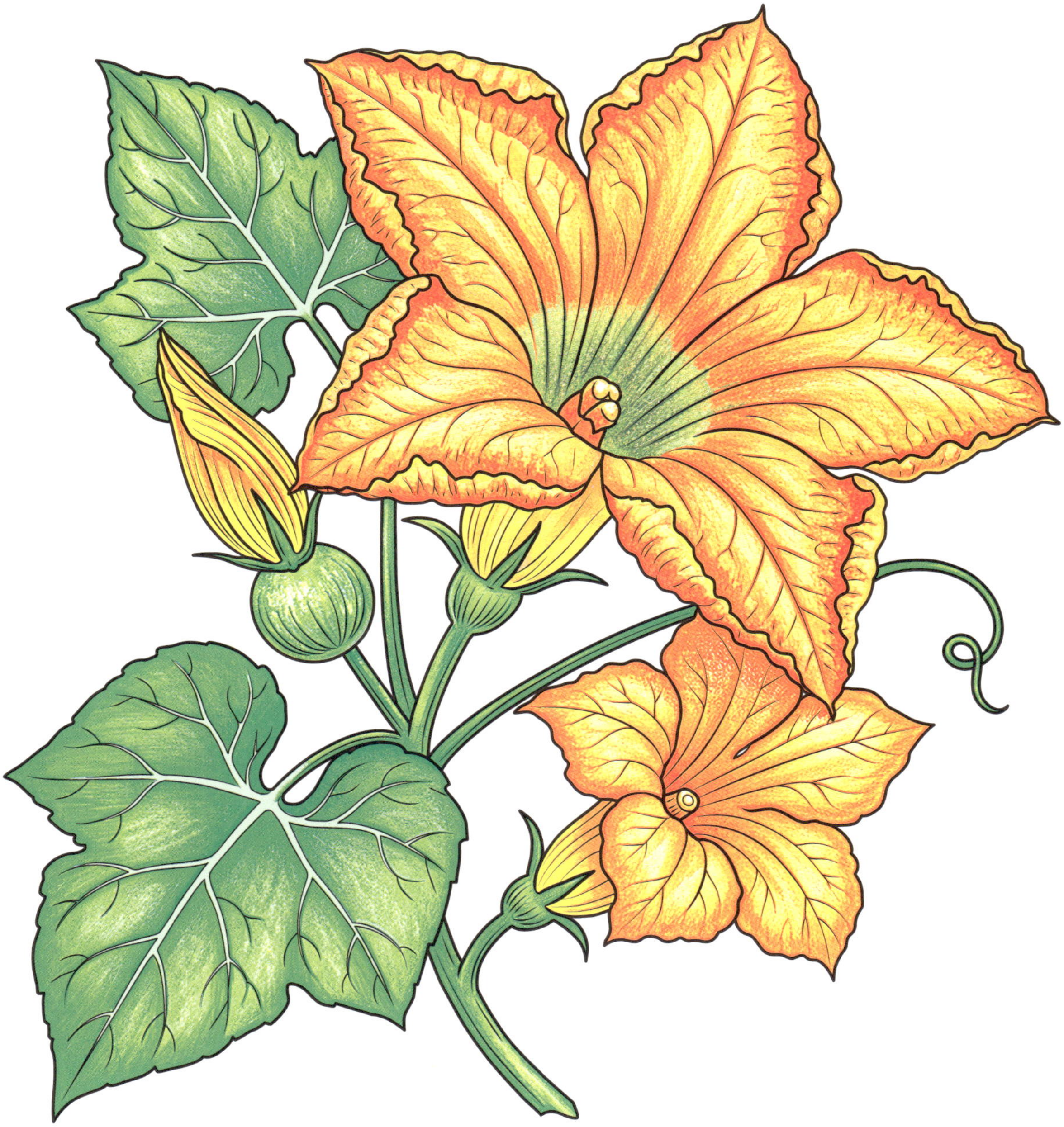

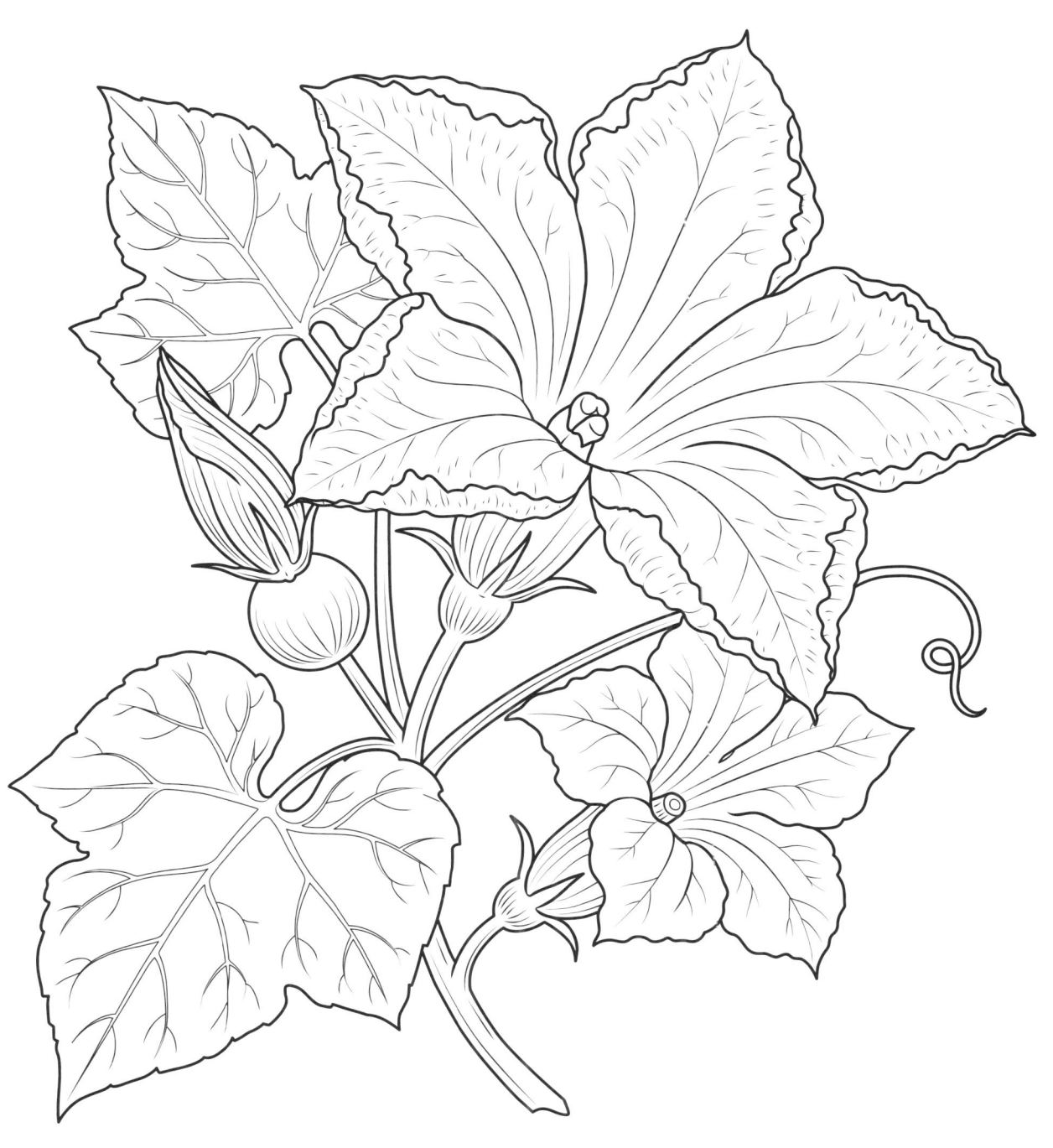

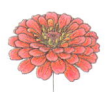

오래도록 함께하는 기쁨 — 백일홍

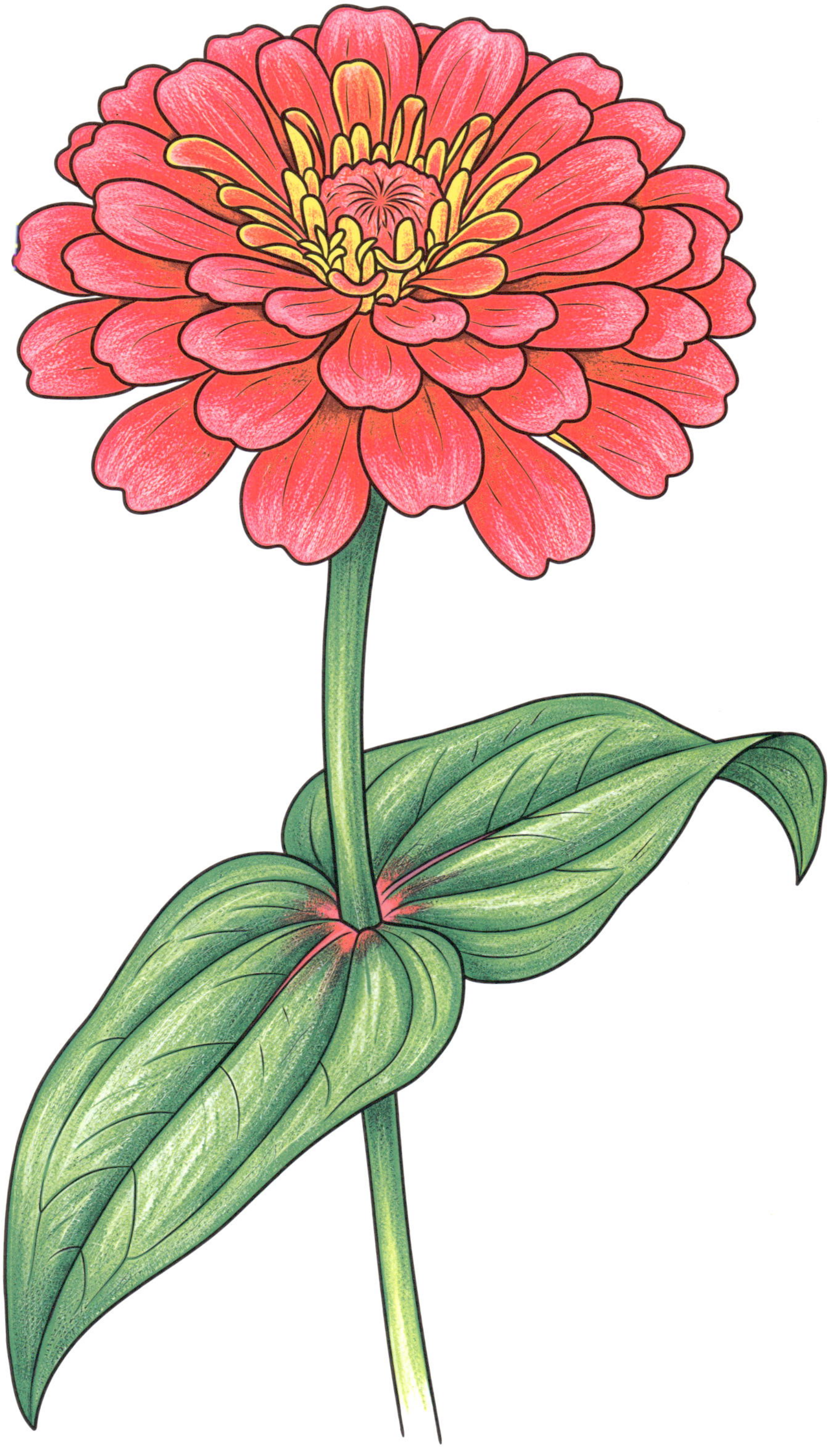

28

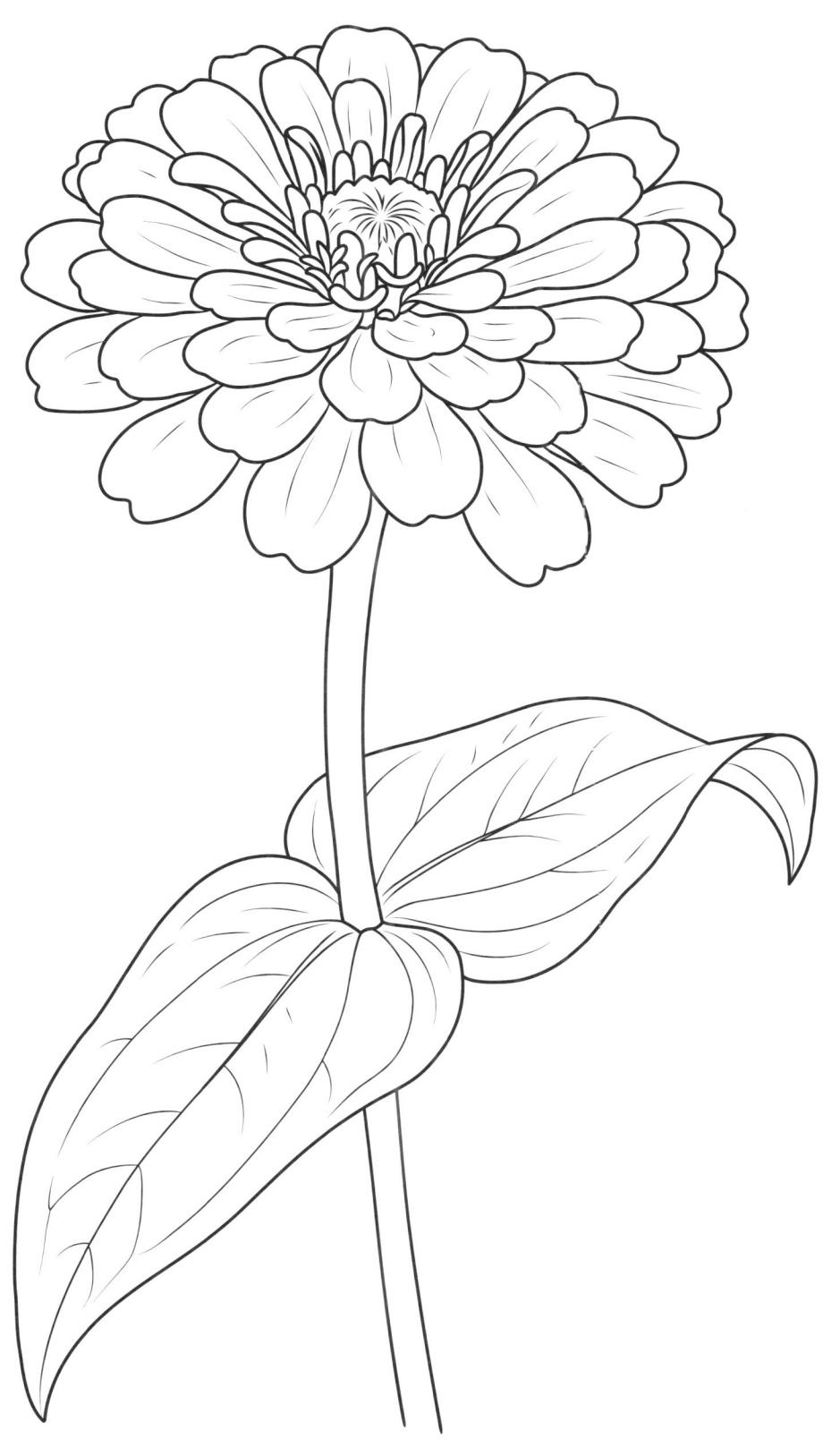

햇살 같은 웃음 — 채송화

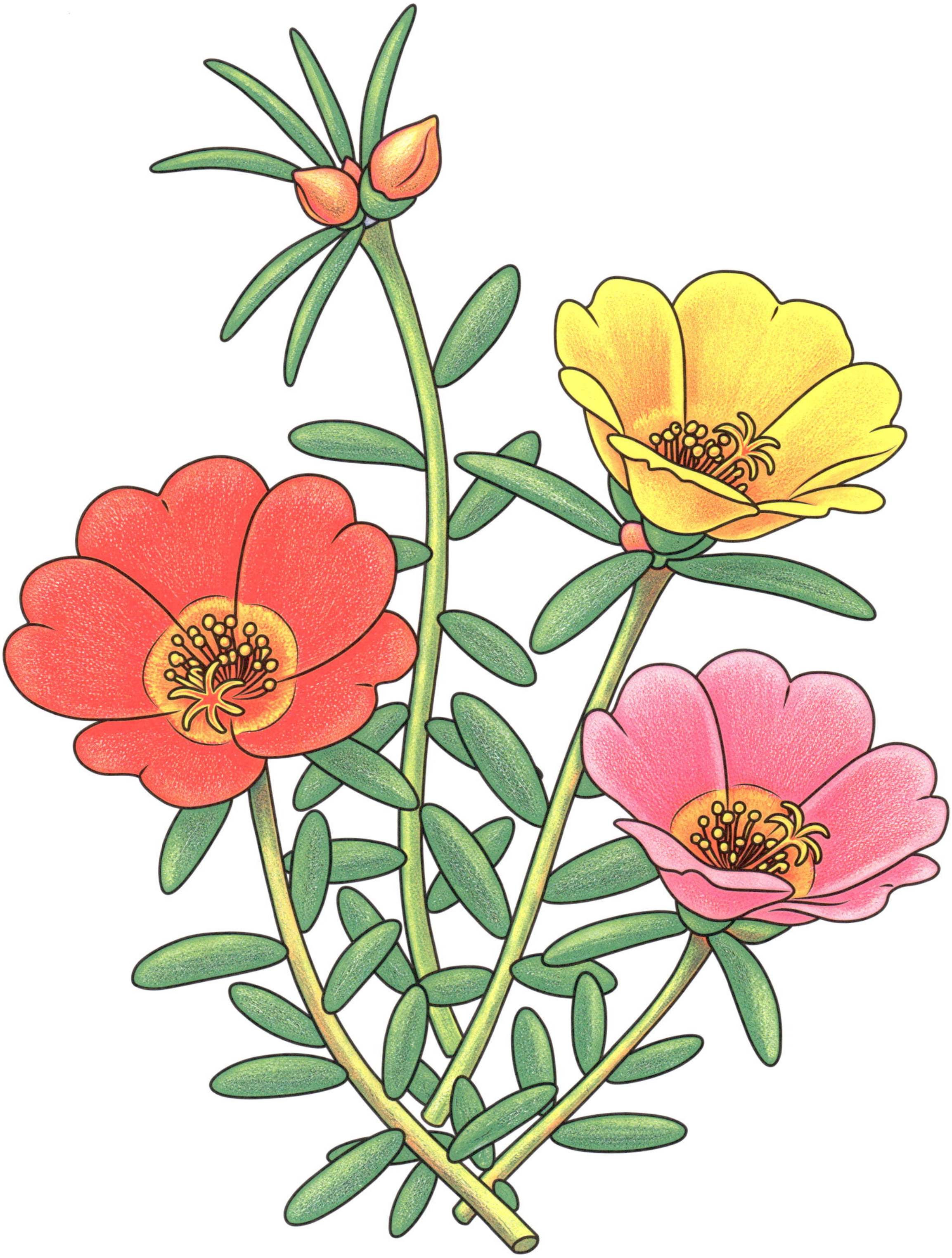

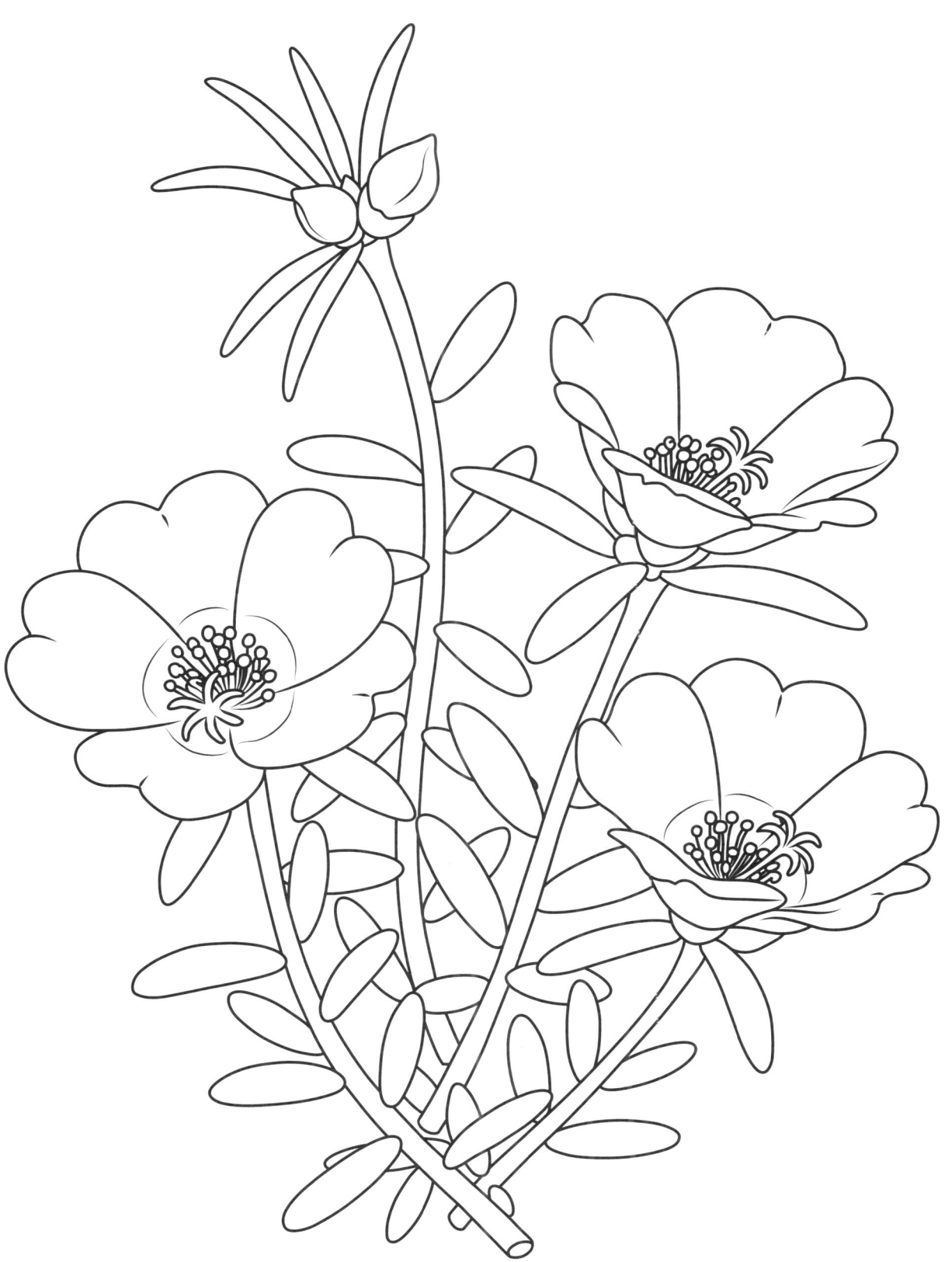

가을 바람에 살며시 춤추는 — 코스모스

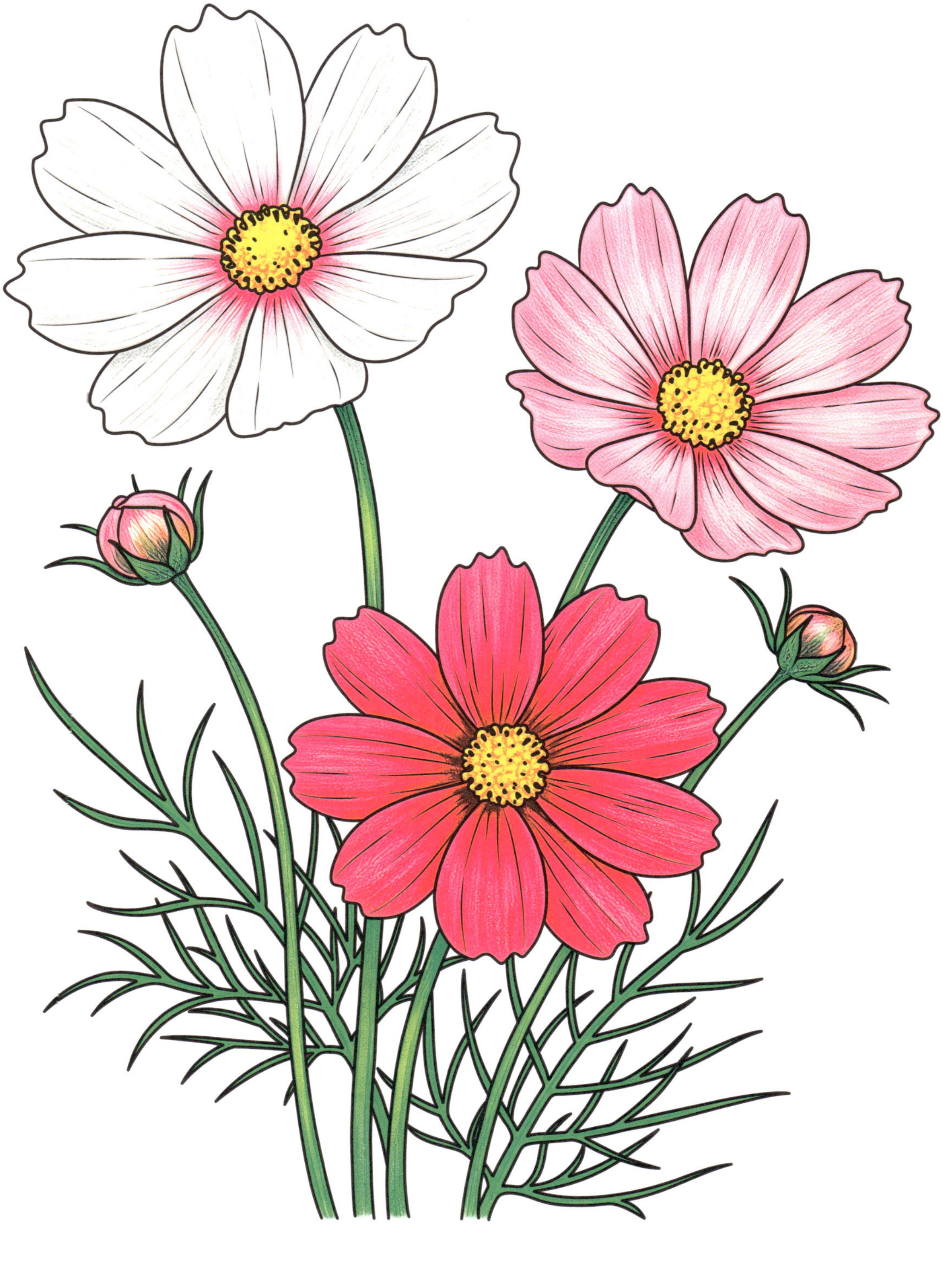

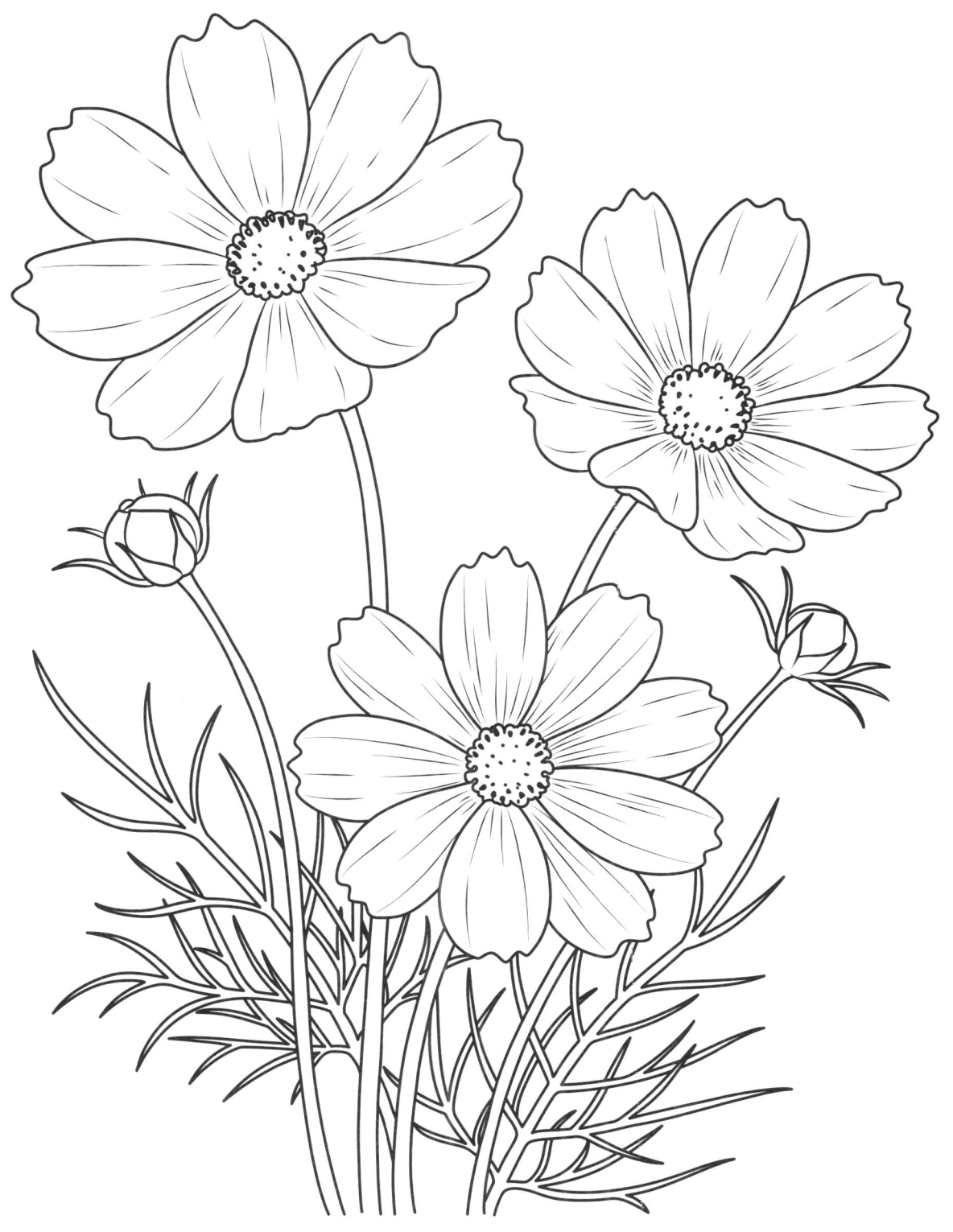

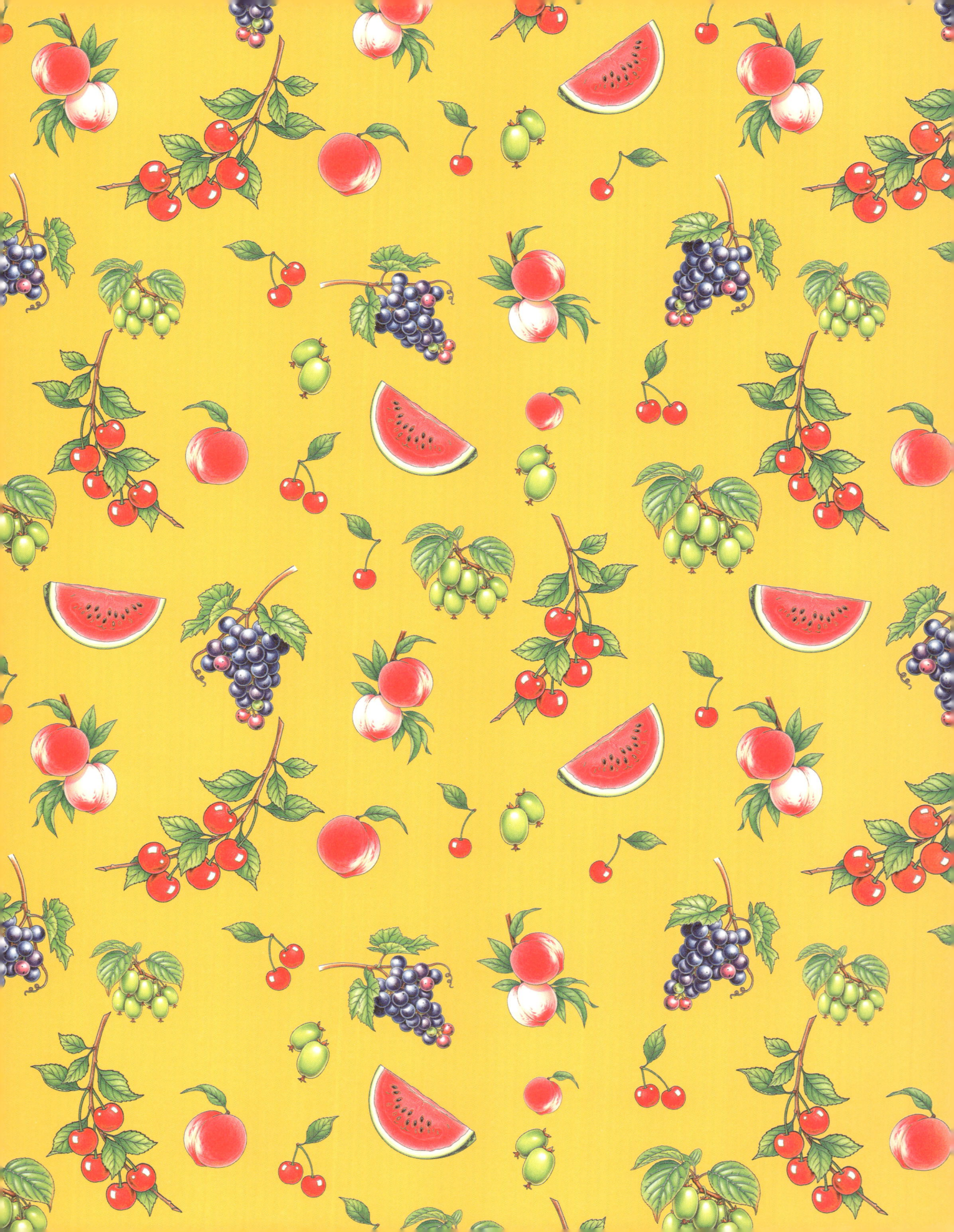

제2장 추억 속 그 과일

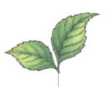

빨간 구슬처럼 주렁주렁, 여름 마당의 선물 — 앵두

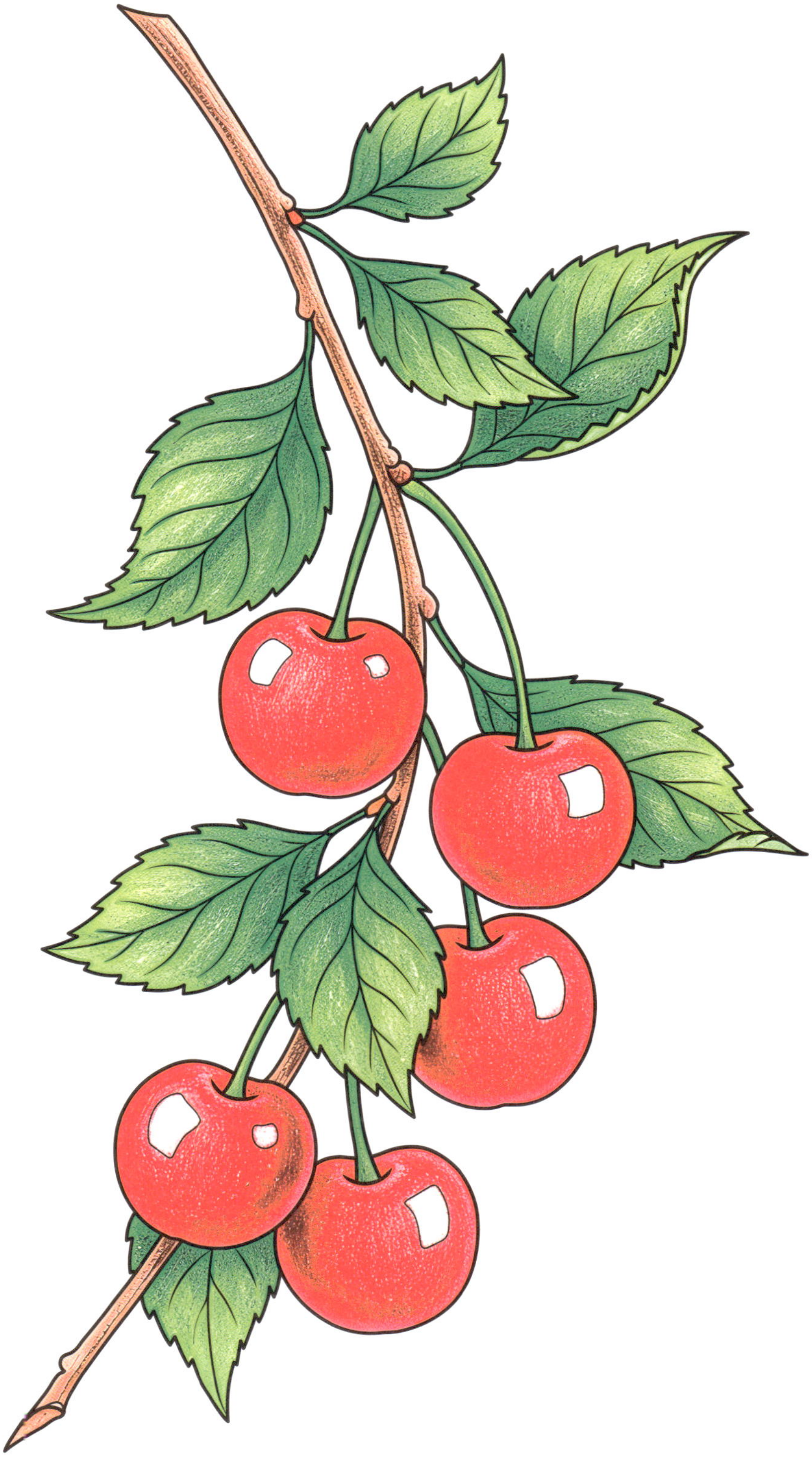

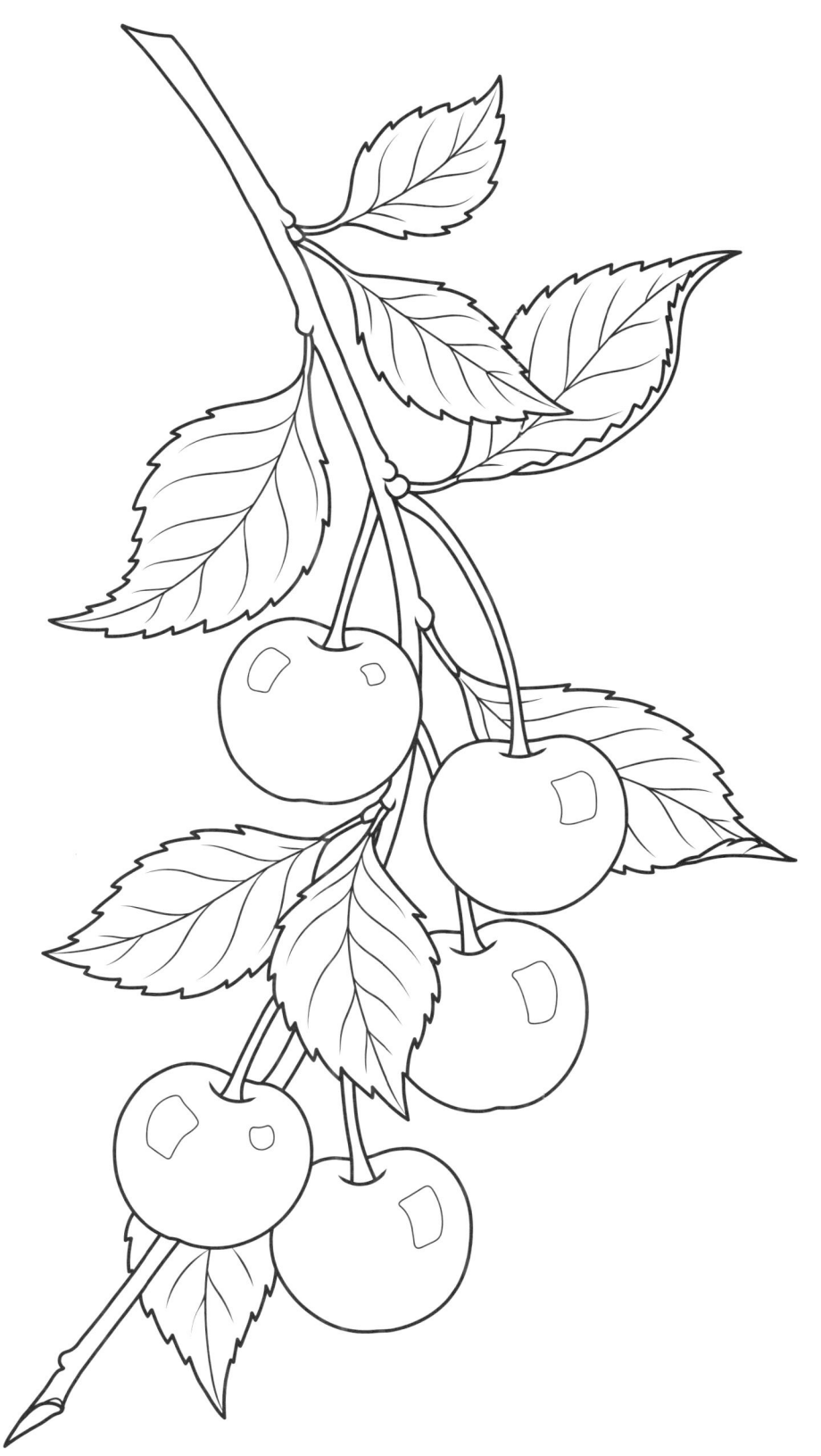

숲길에서 찾던 빨간 보물 — 산딸기

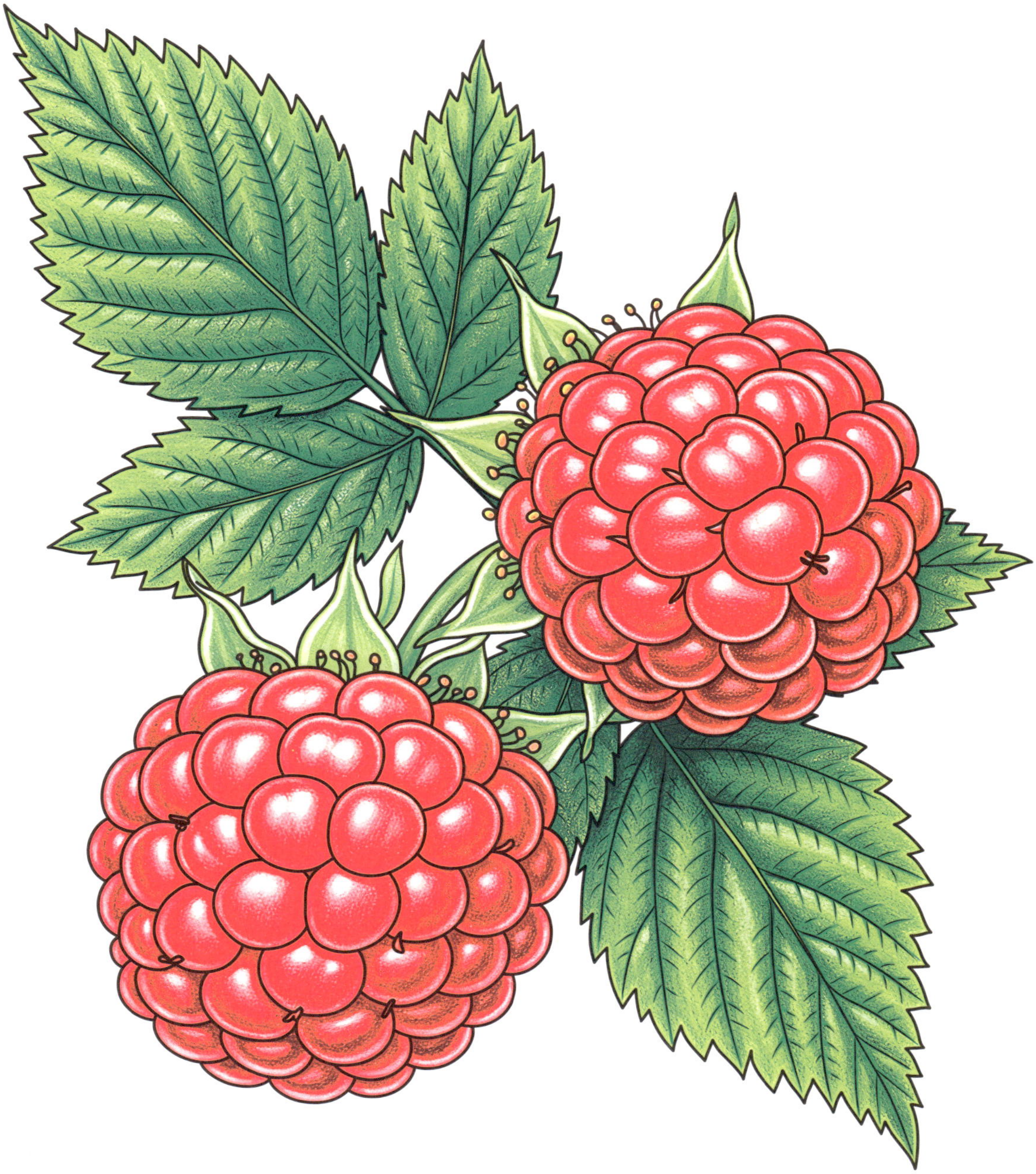

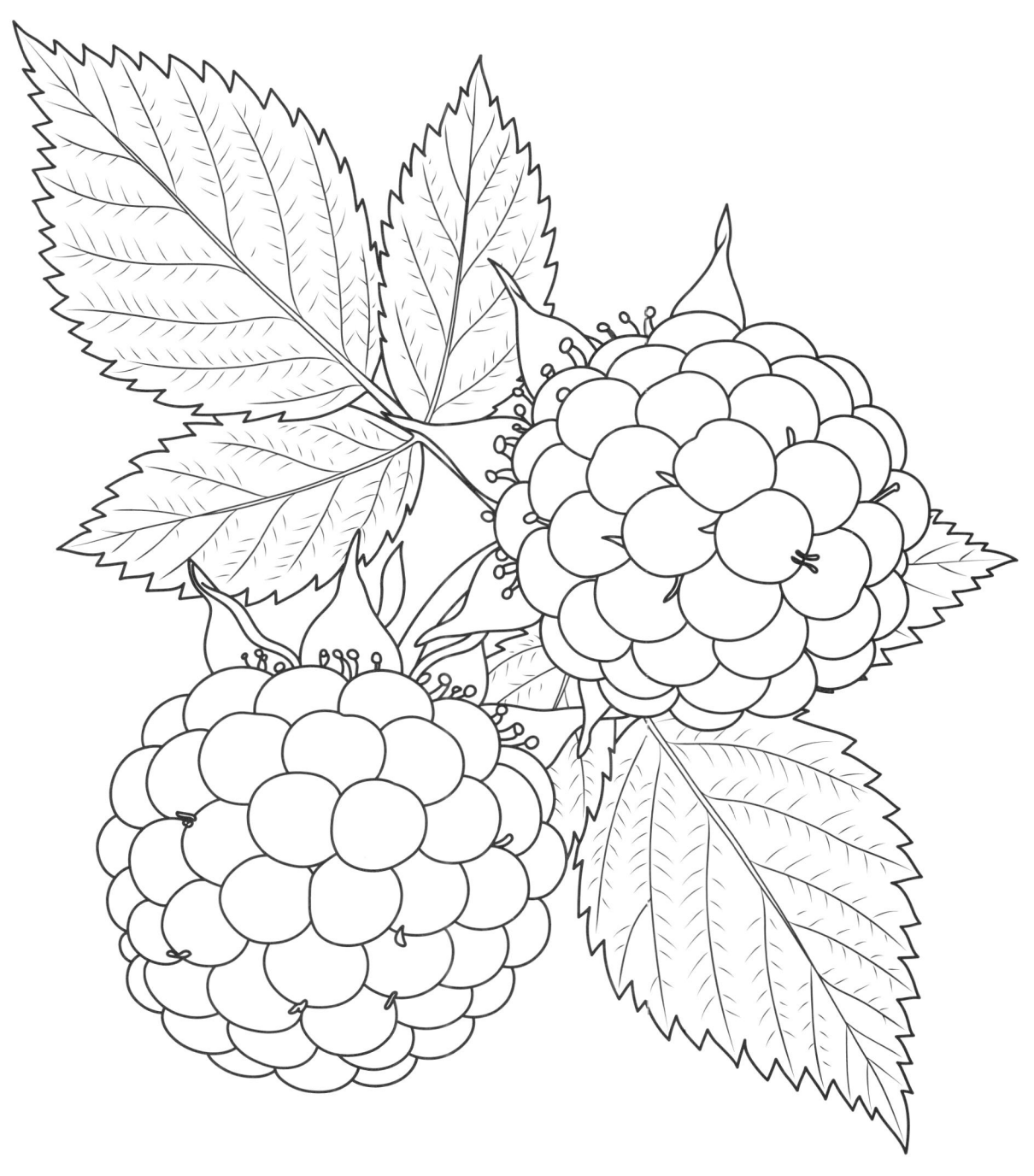

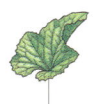

노란 껍질에 담긴 여름 햇살 — 참외

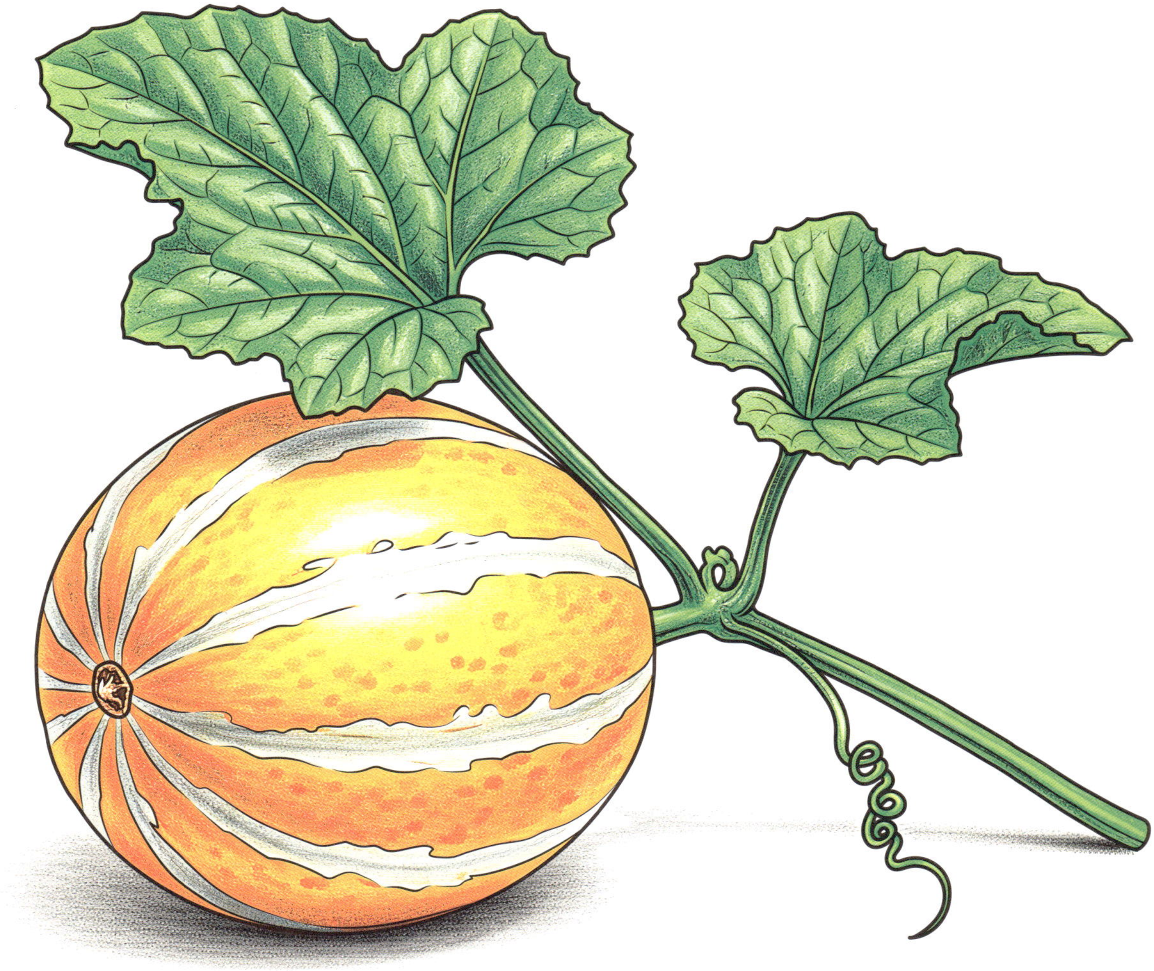

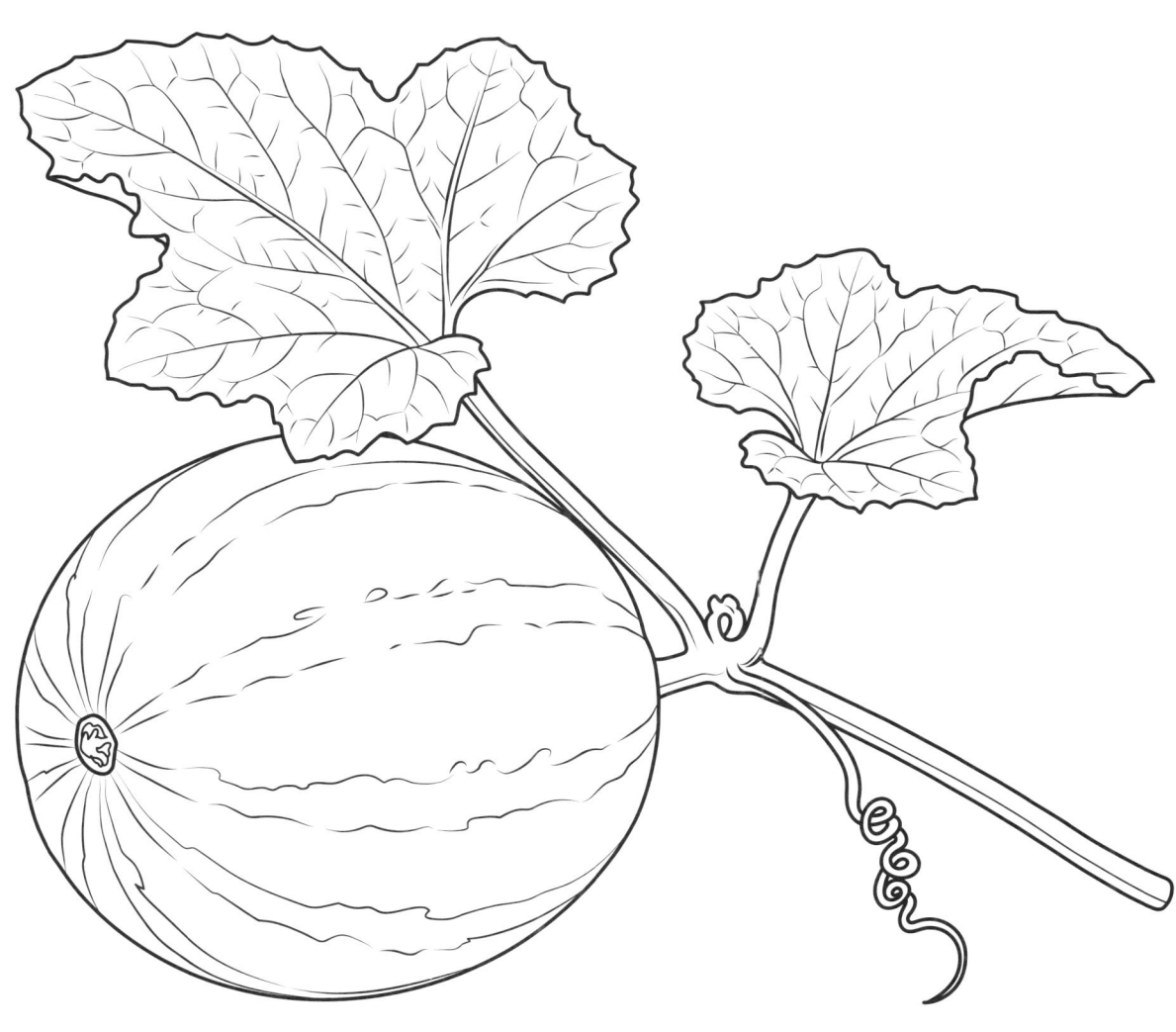

여름 한 입에 번지던 시원한 웃음 — 수박

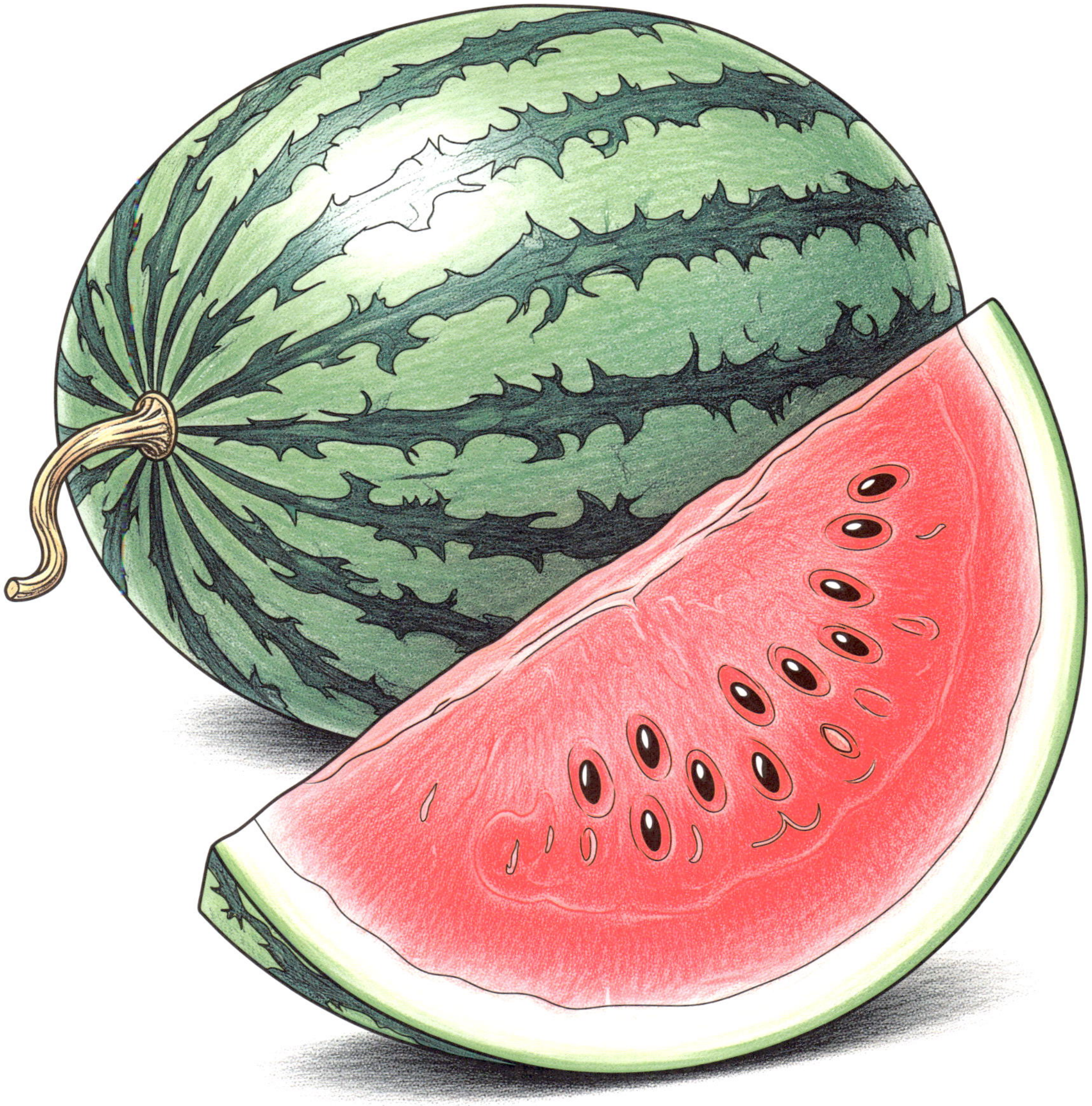

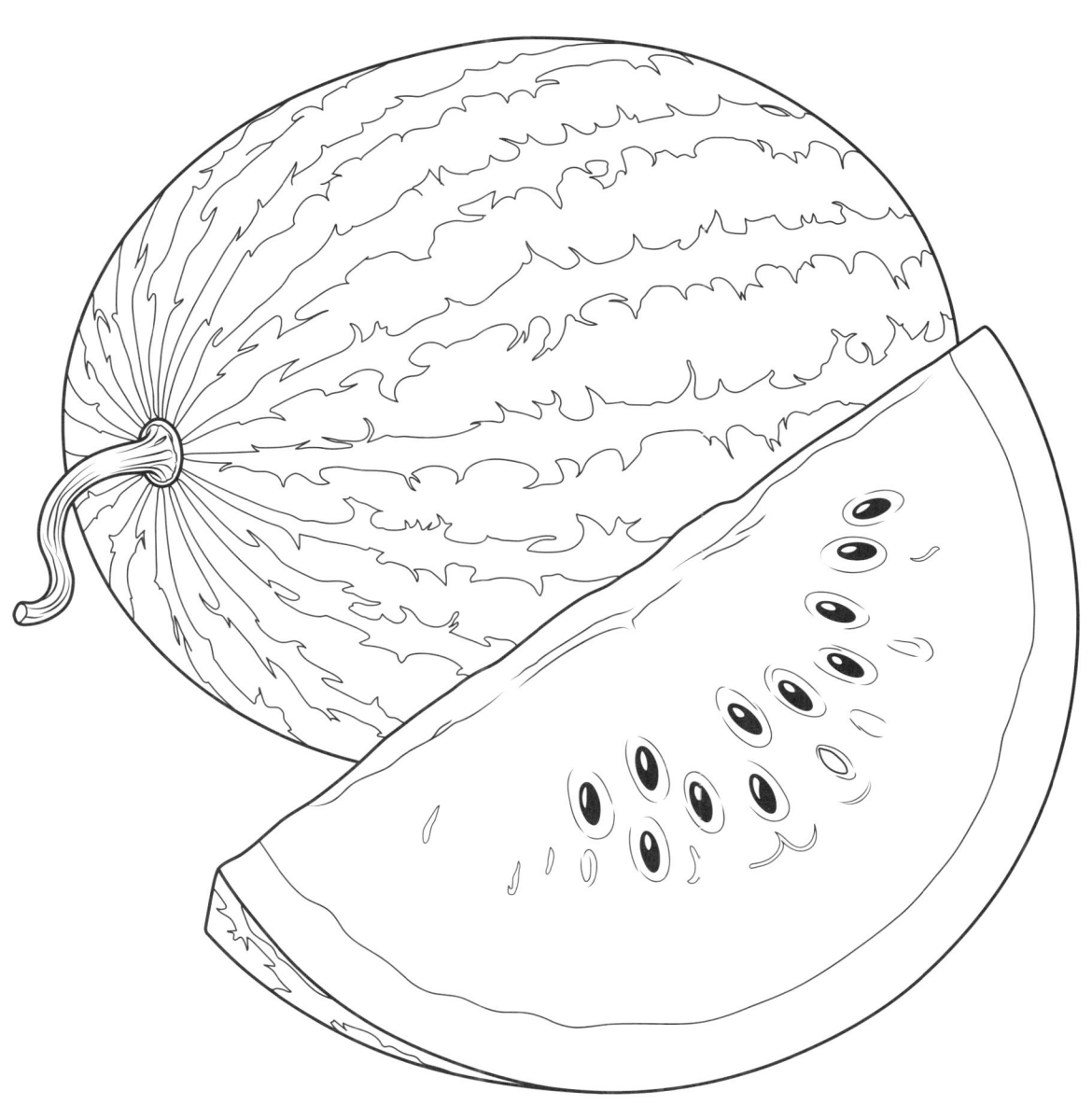

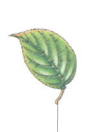

푸른 잎 사이 숨어 있던 상큼한 여름의 맛 — 다래

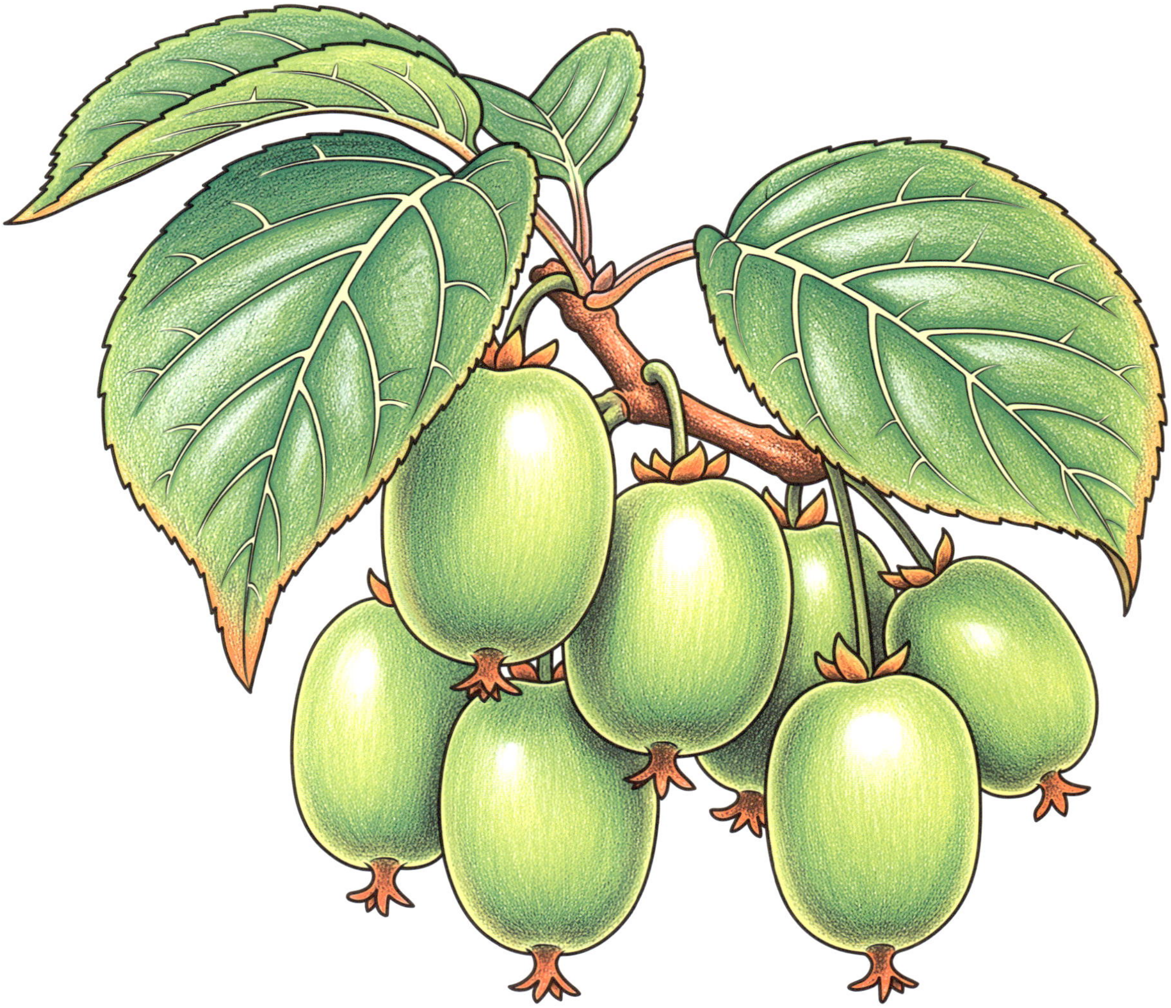

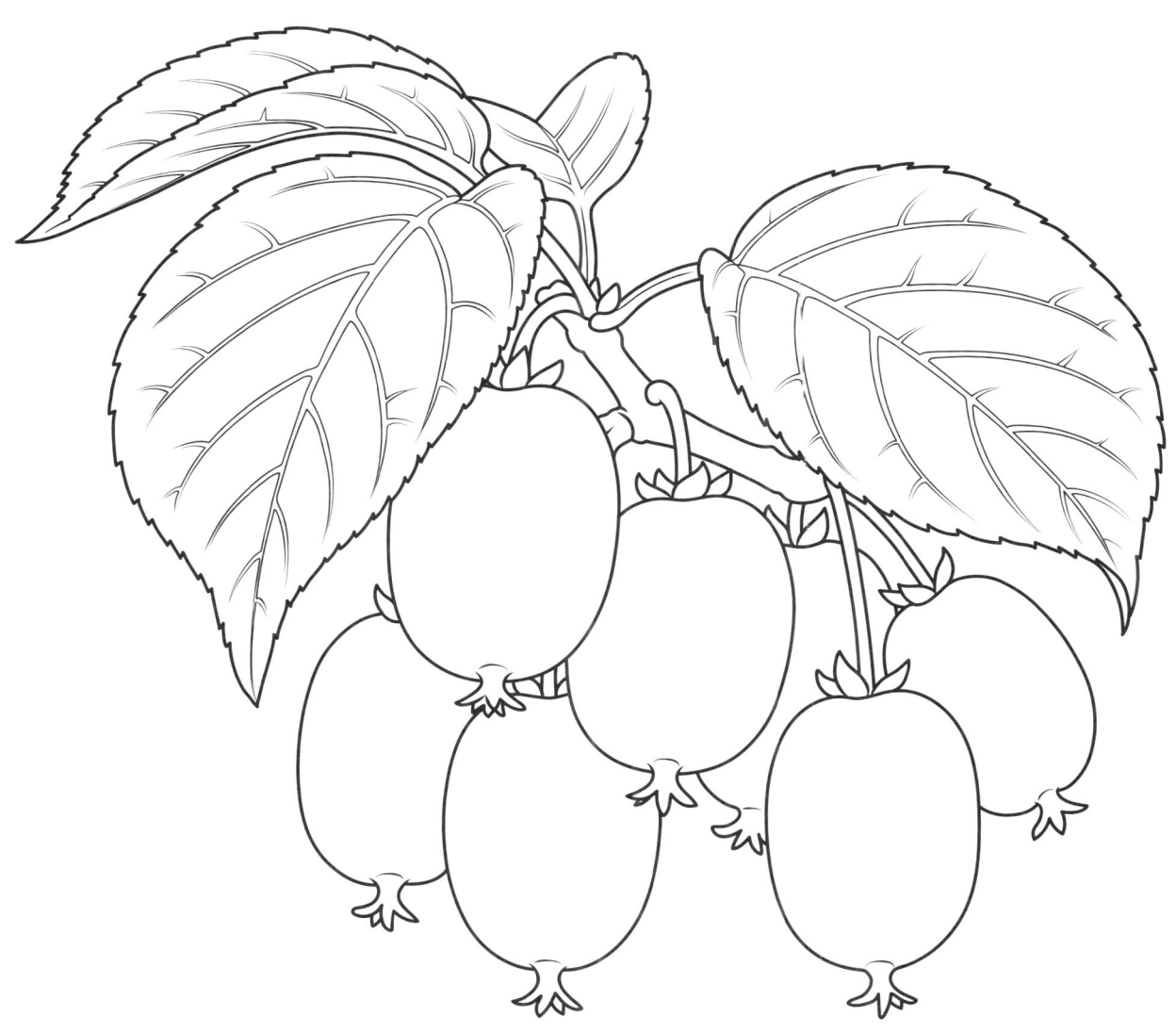

볼 붉히듯 익어가던 향기로운 여름 — 복숭아

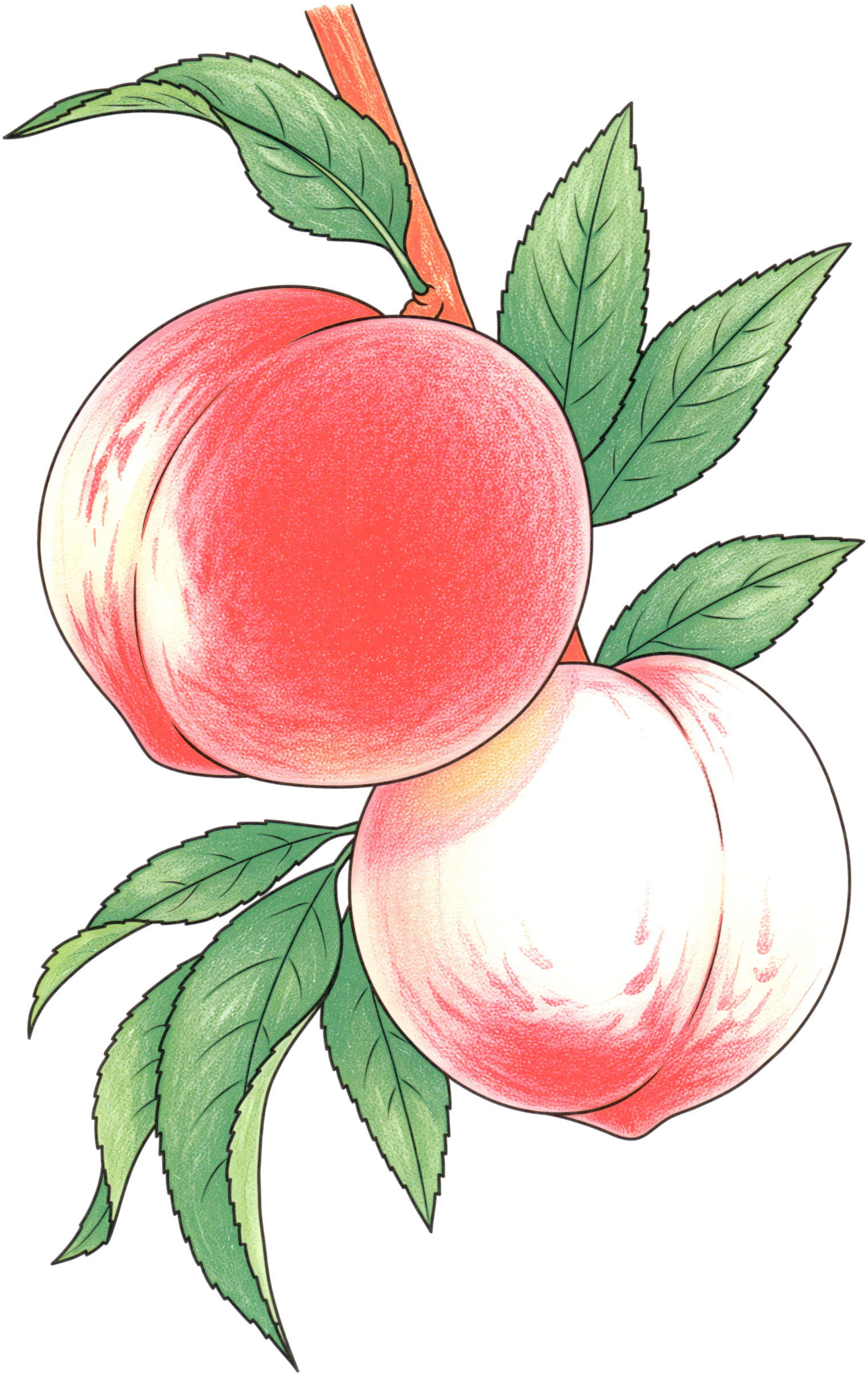

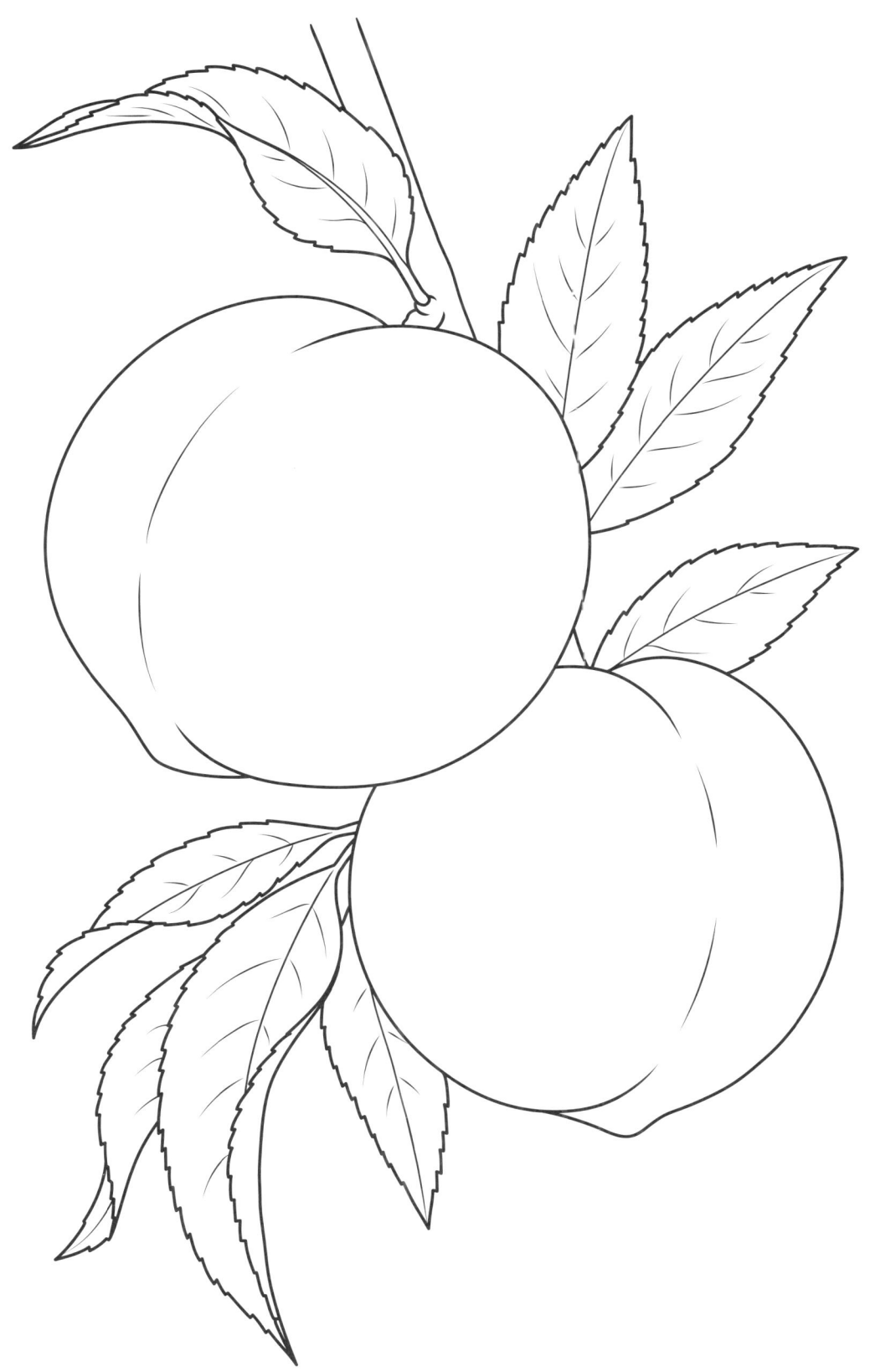

산길 따라 입안에 퍼지던 새콤달콤한 추억 — 머루

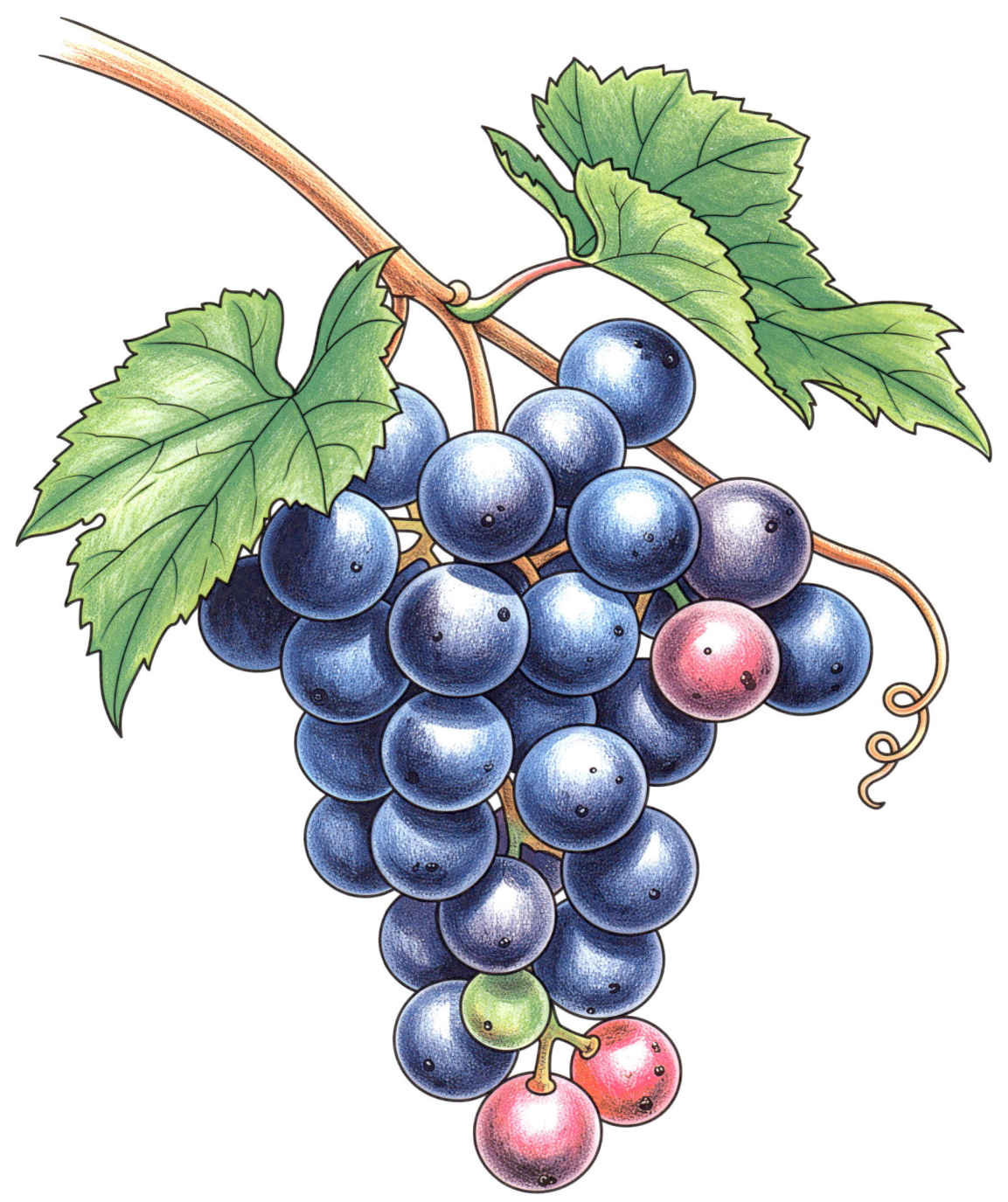

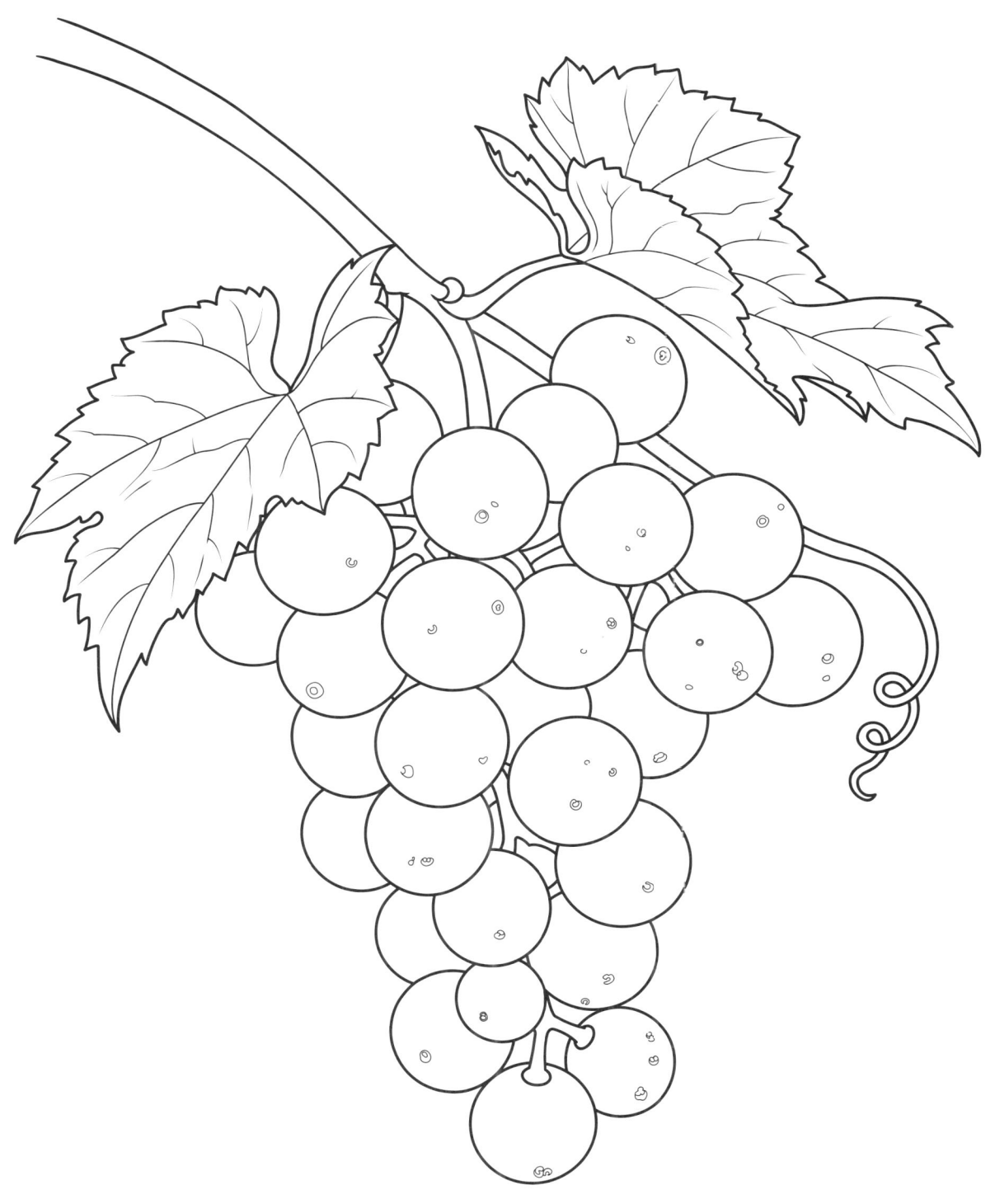

입안의 작은 악기 — 꽈리

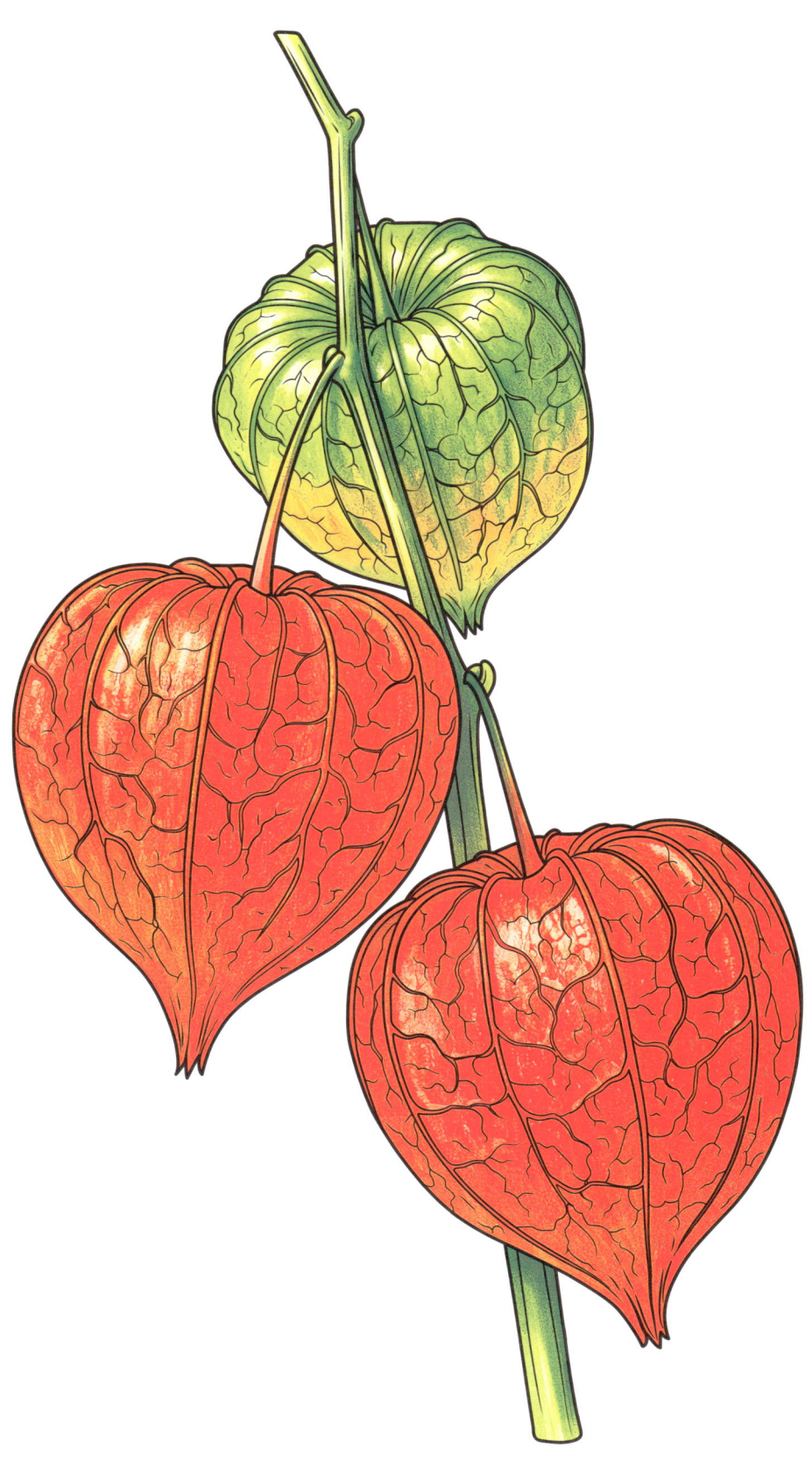

50

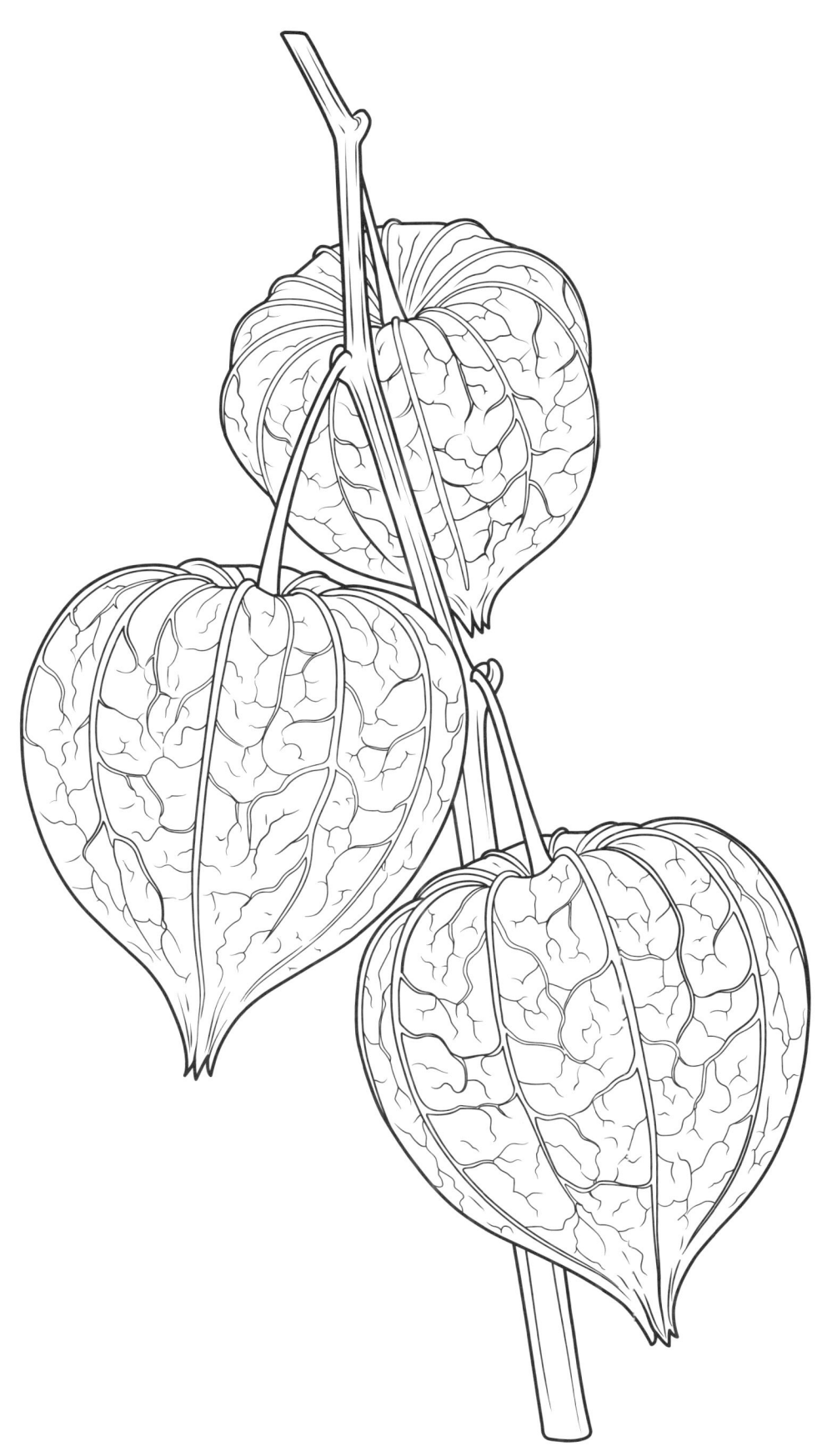

첫 입에 퍼지는 상큼한 가을 기억 ─ 홍옥

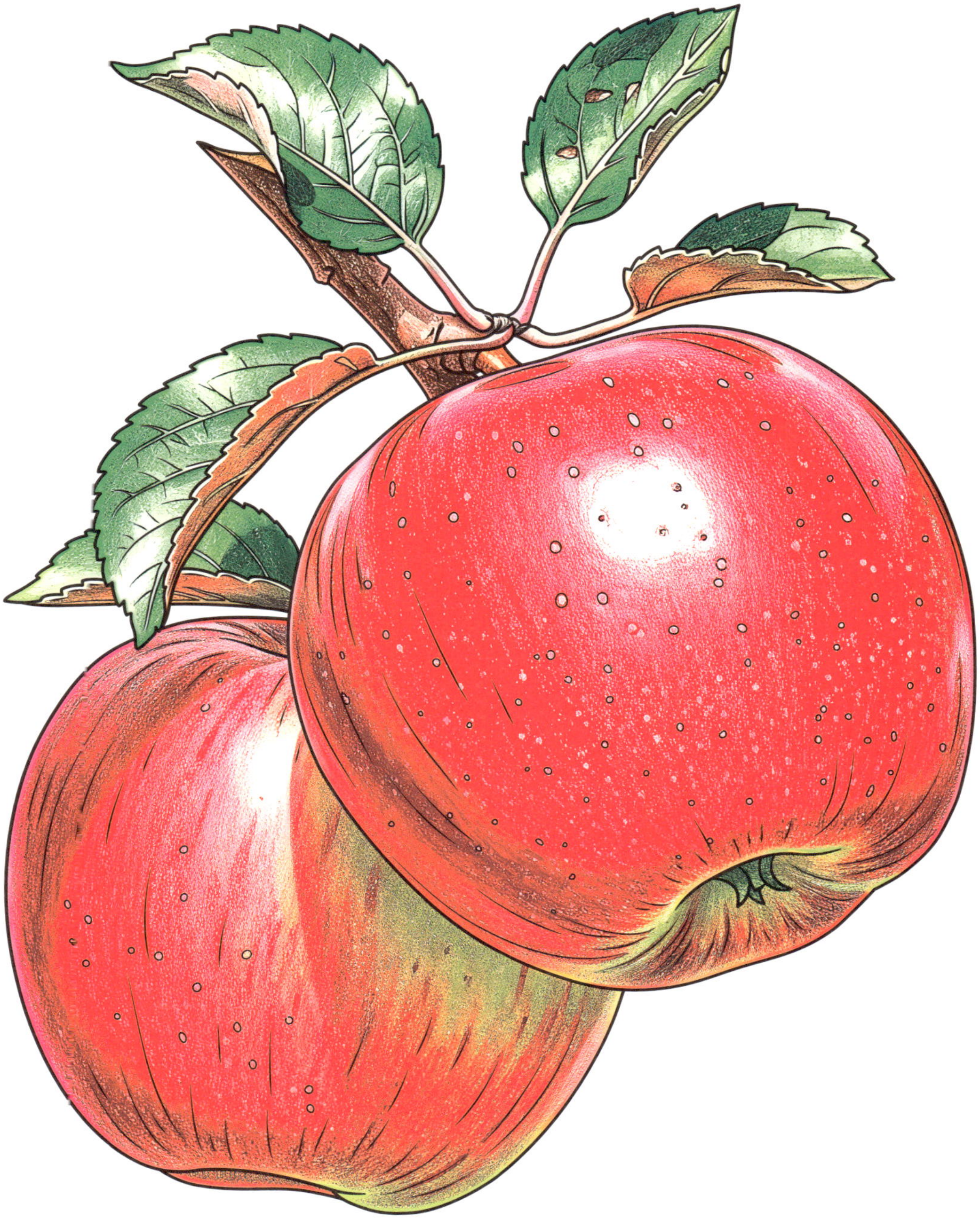

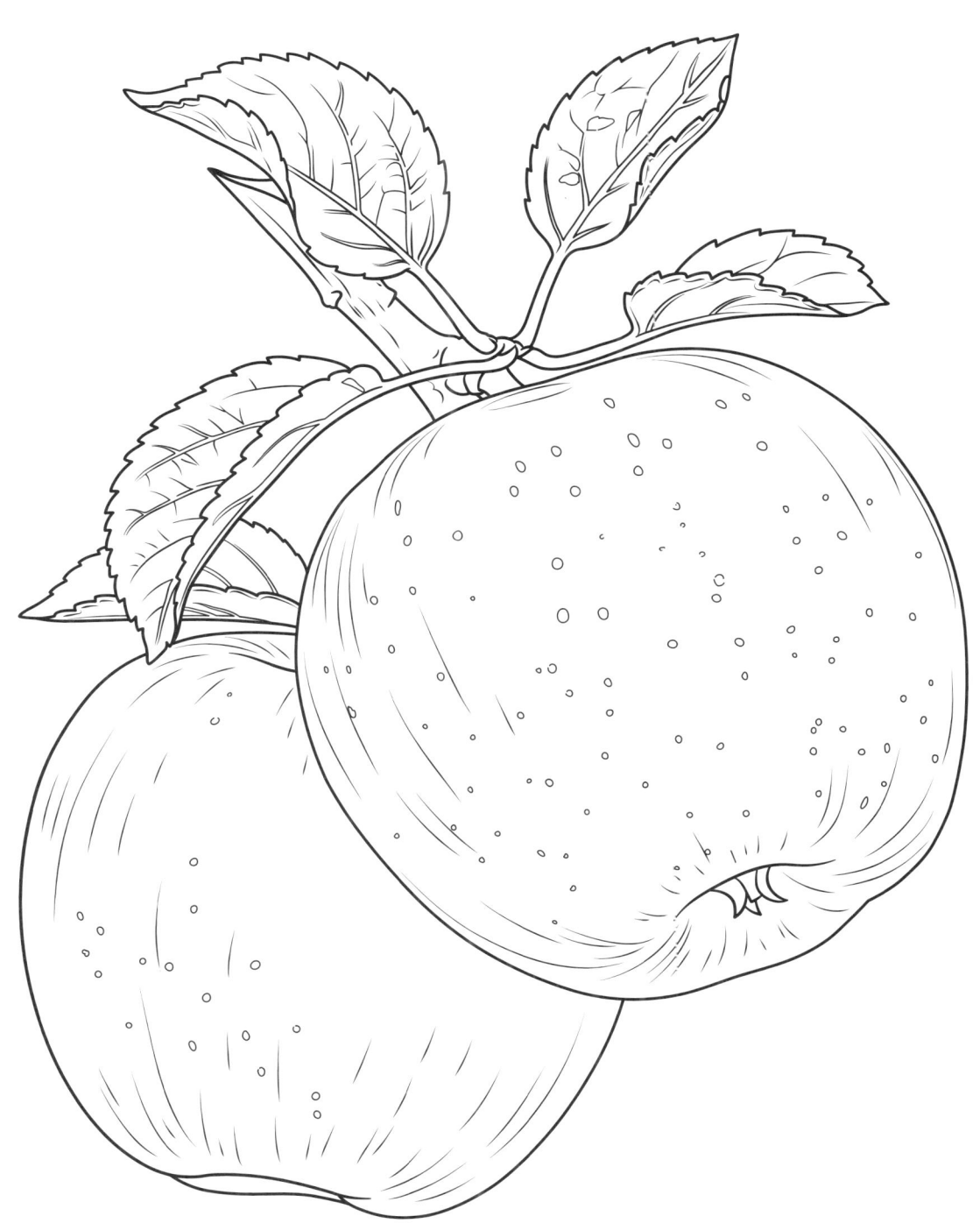

기다림이 빚어내는 주황색 선물 — 감

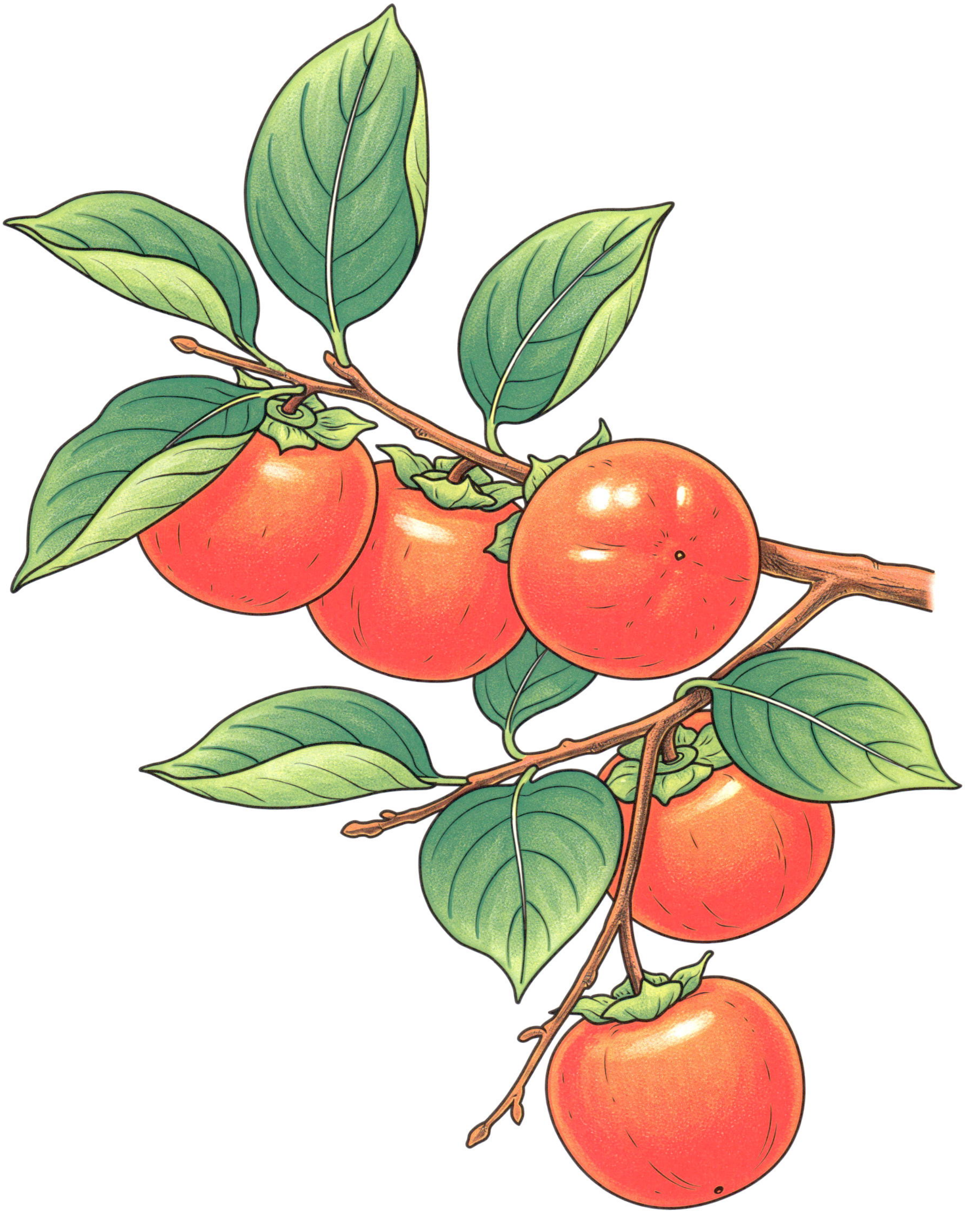

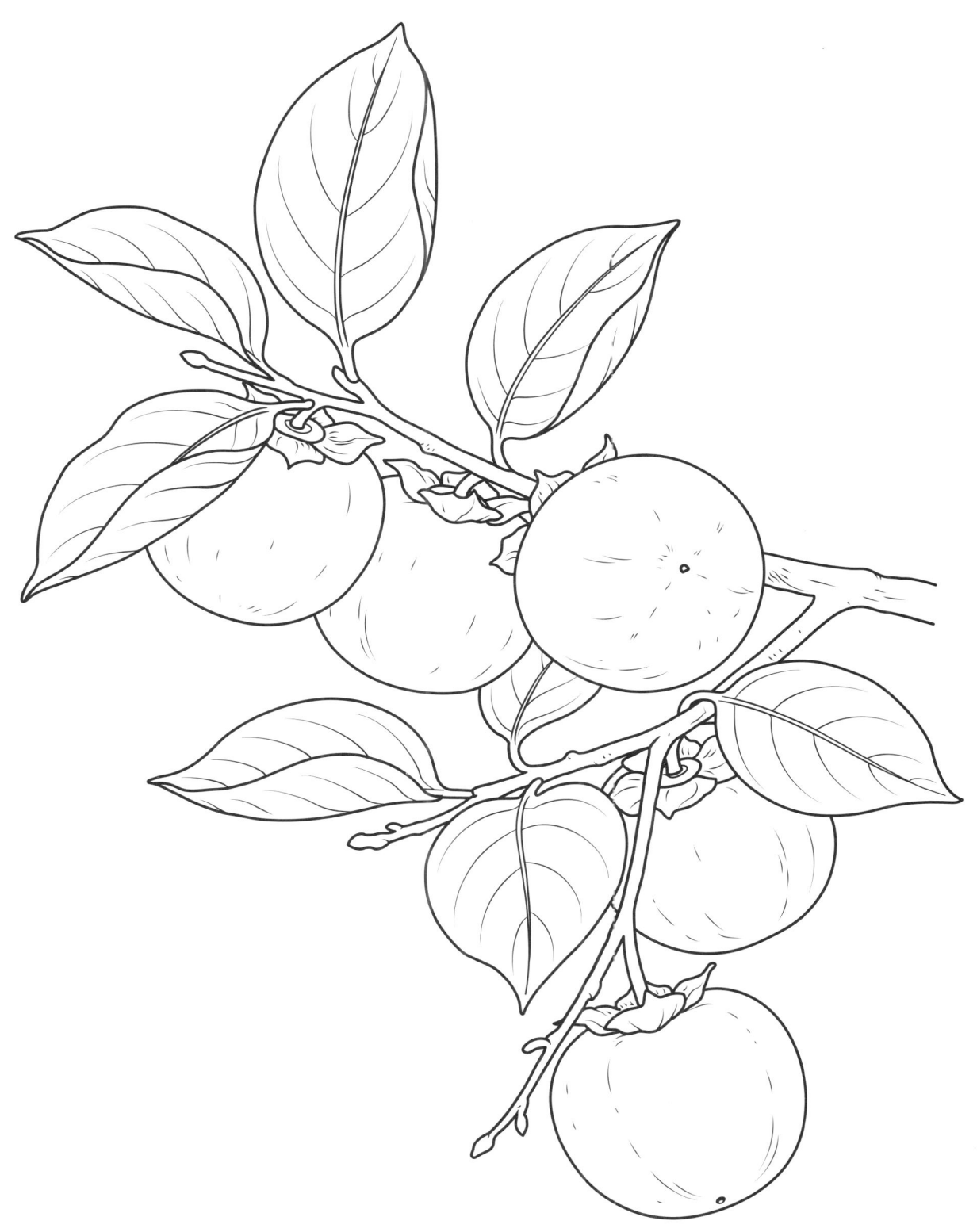

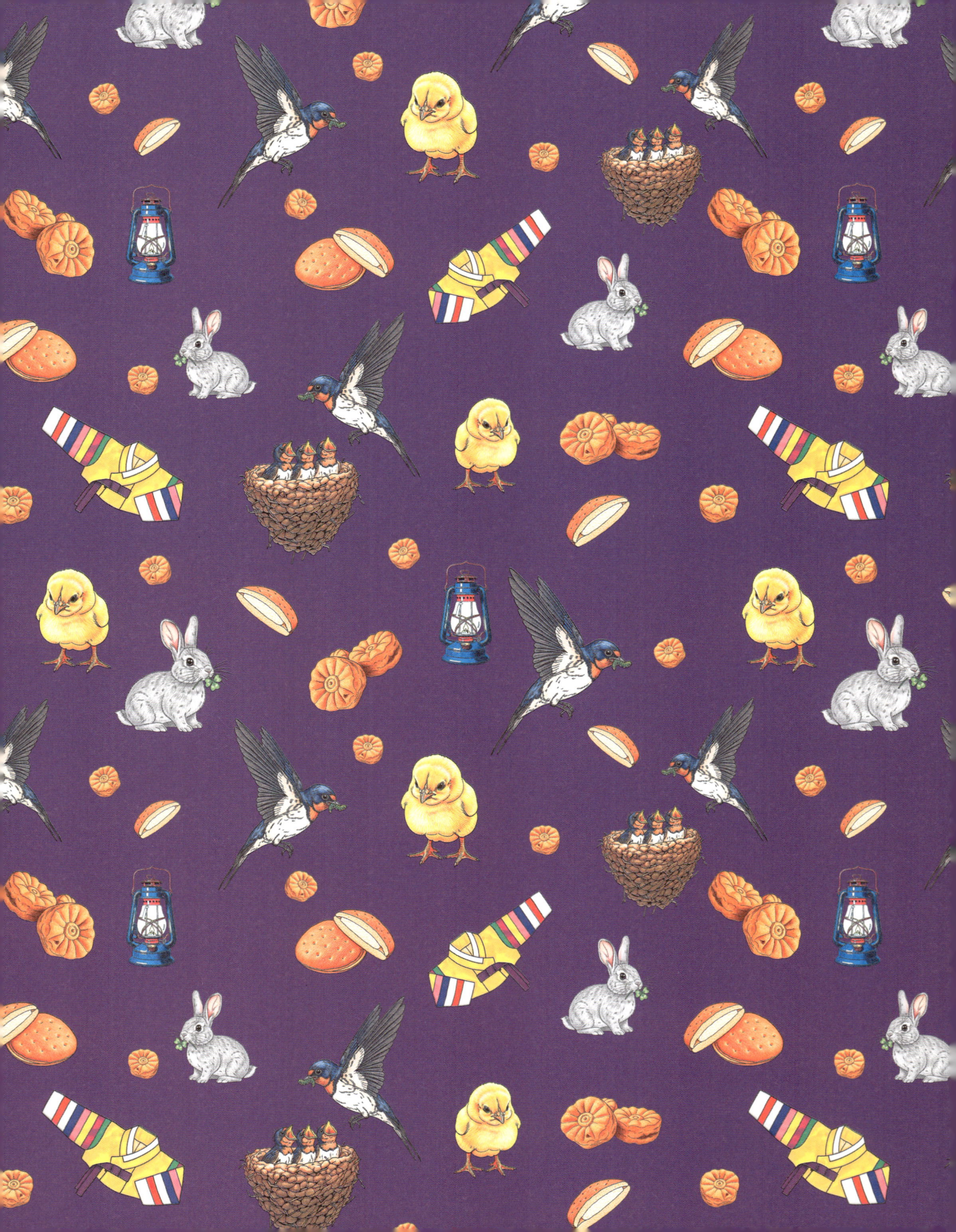

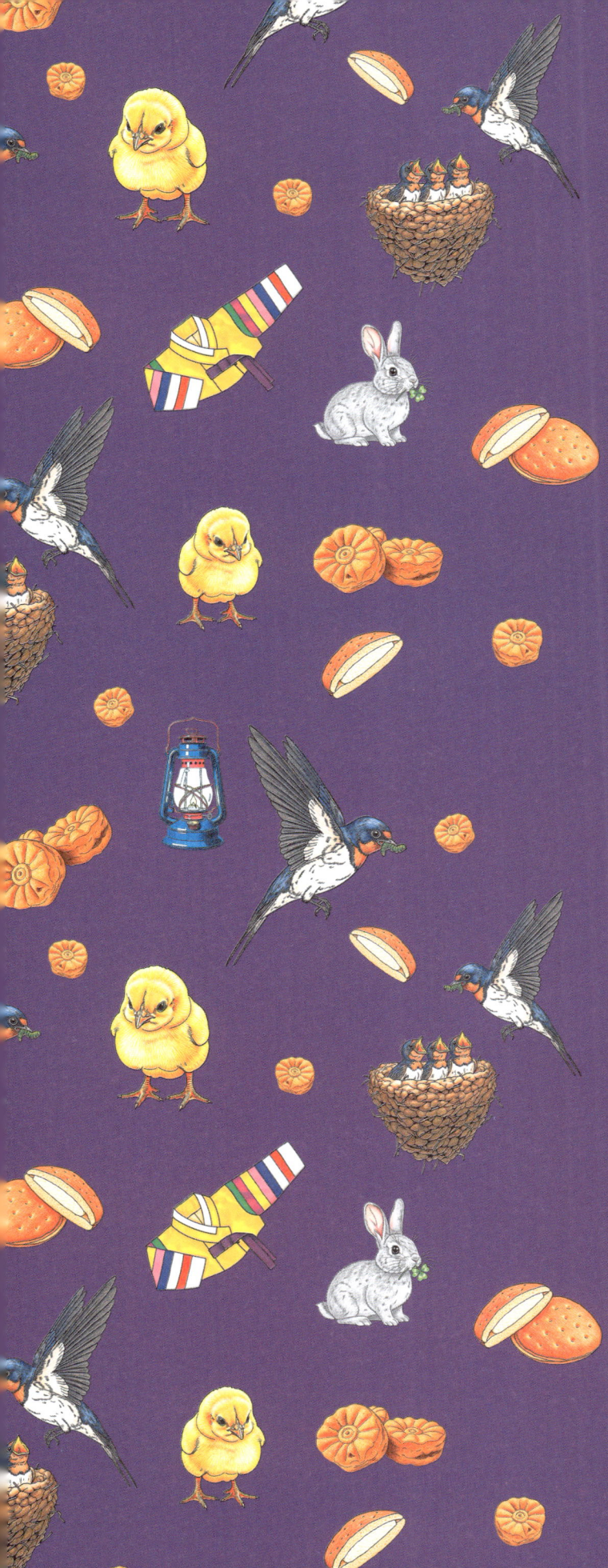

제3장 그땐 그랬지

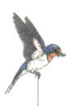

작은 입마다 물어다 주는 엄마의 사랑 — 제비

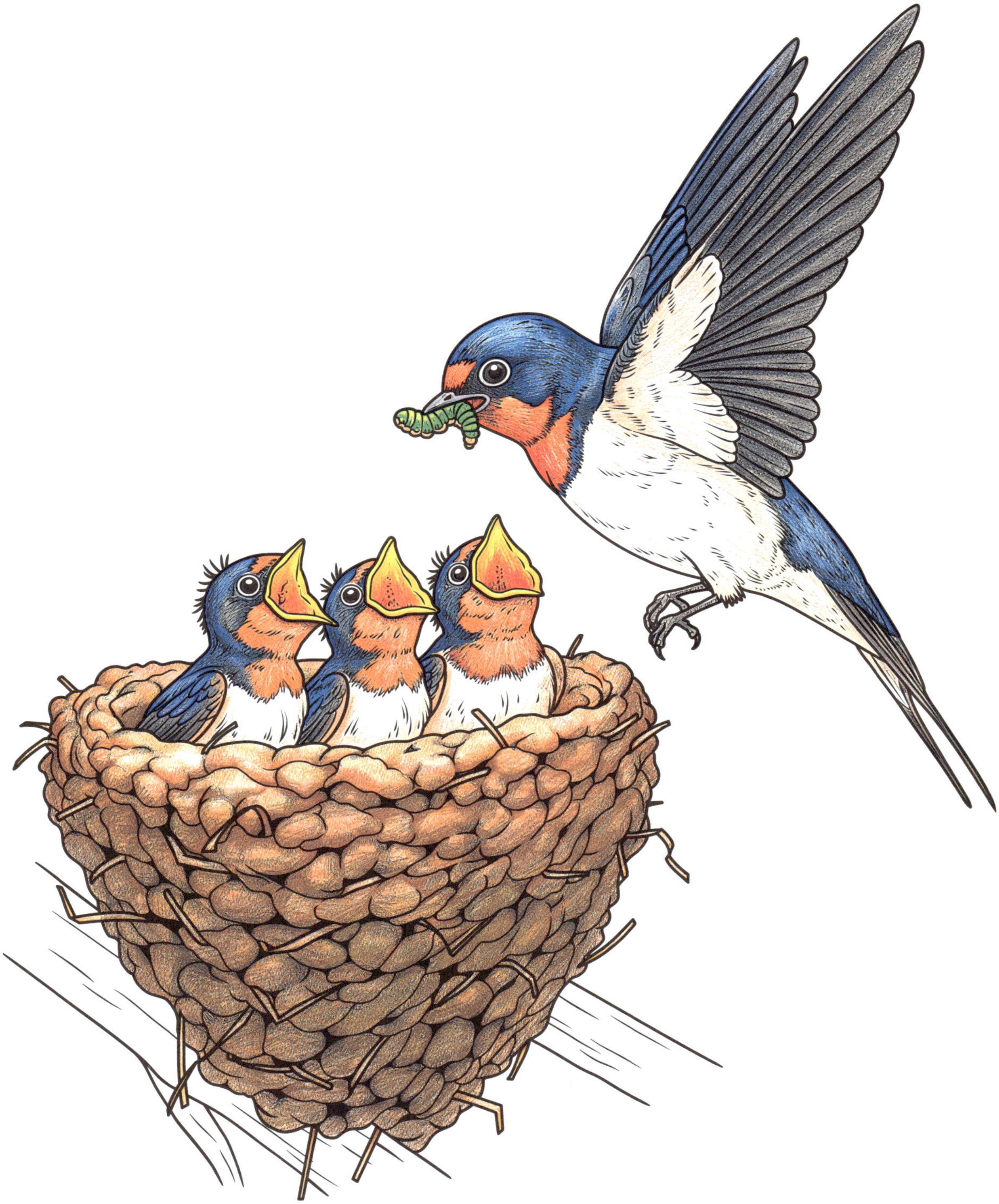

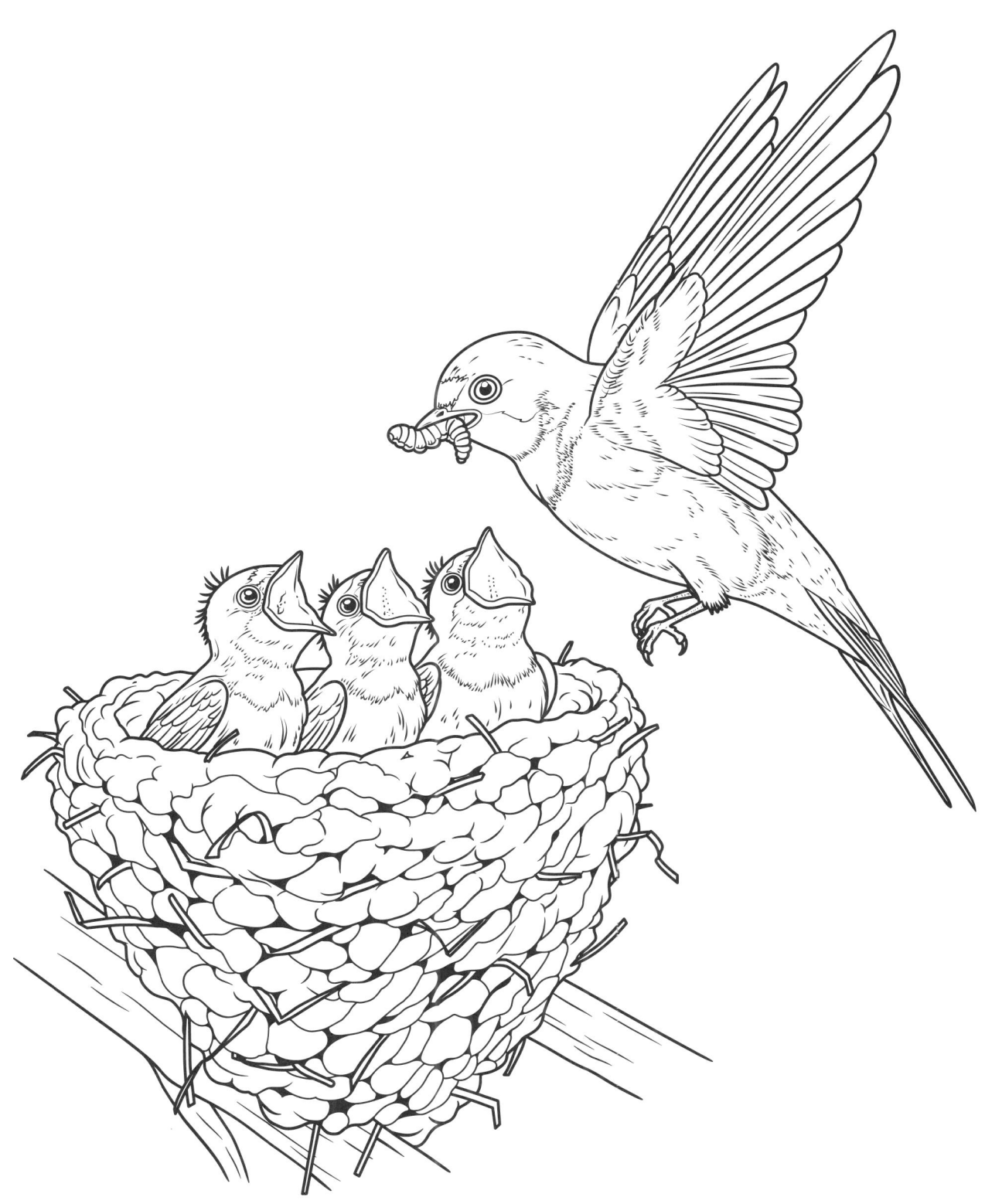

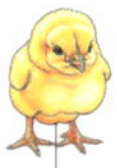

봄볕 속 삐약이는 생명의 합창 — 암탉과 병아리

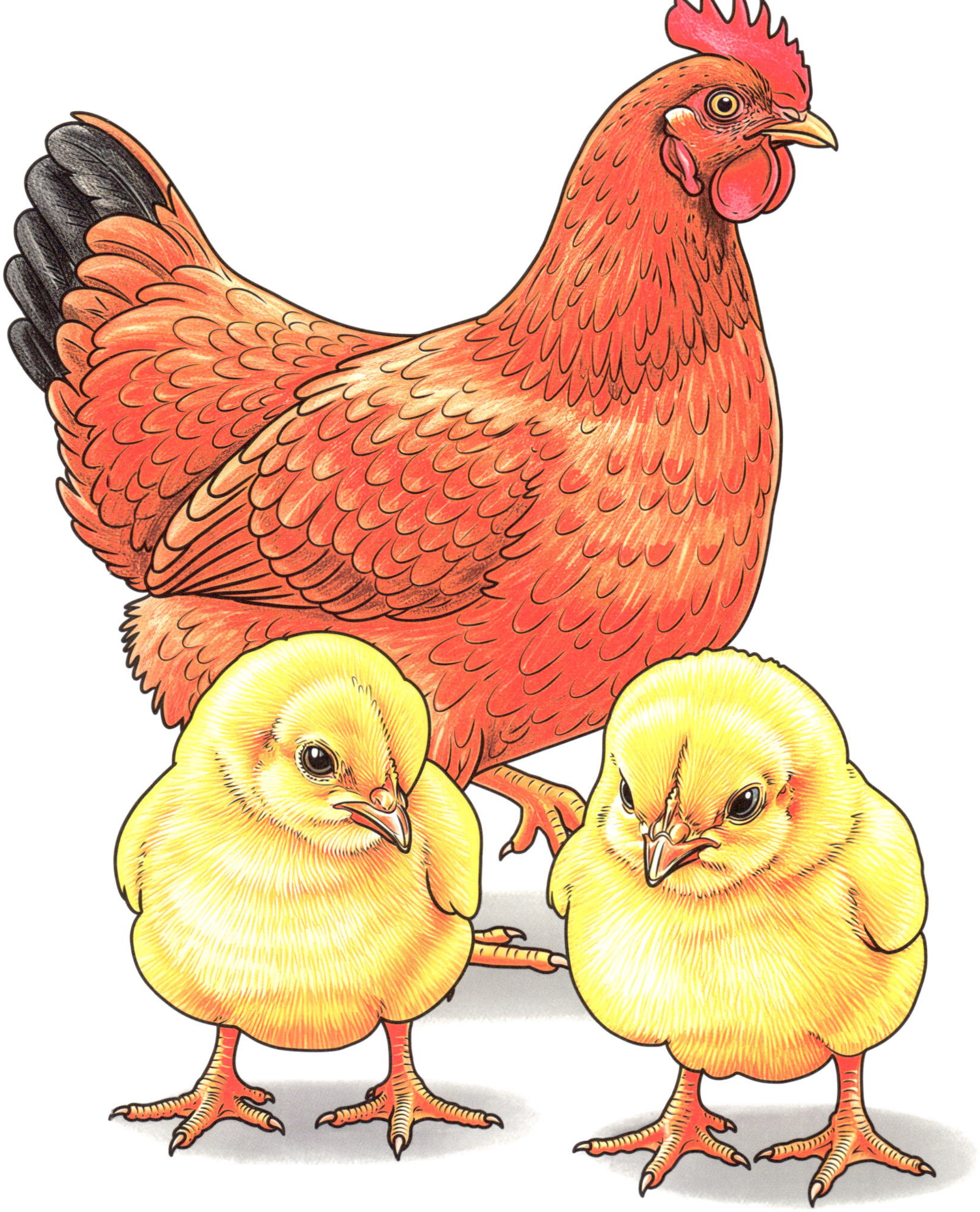

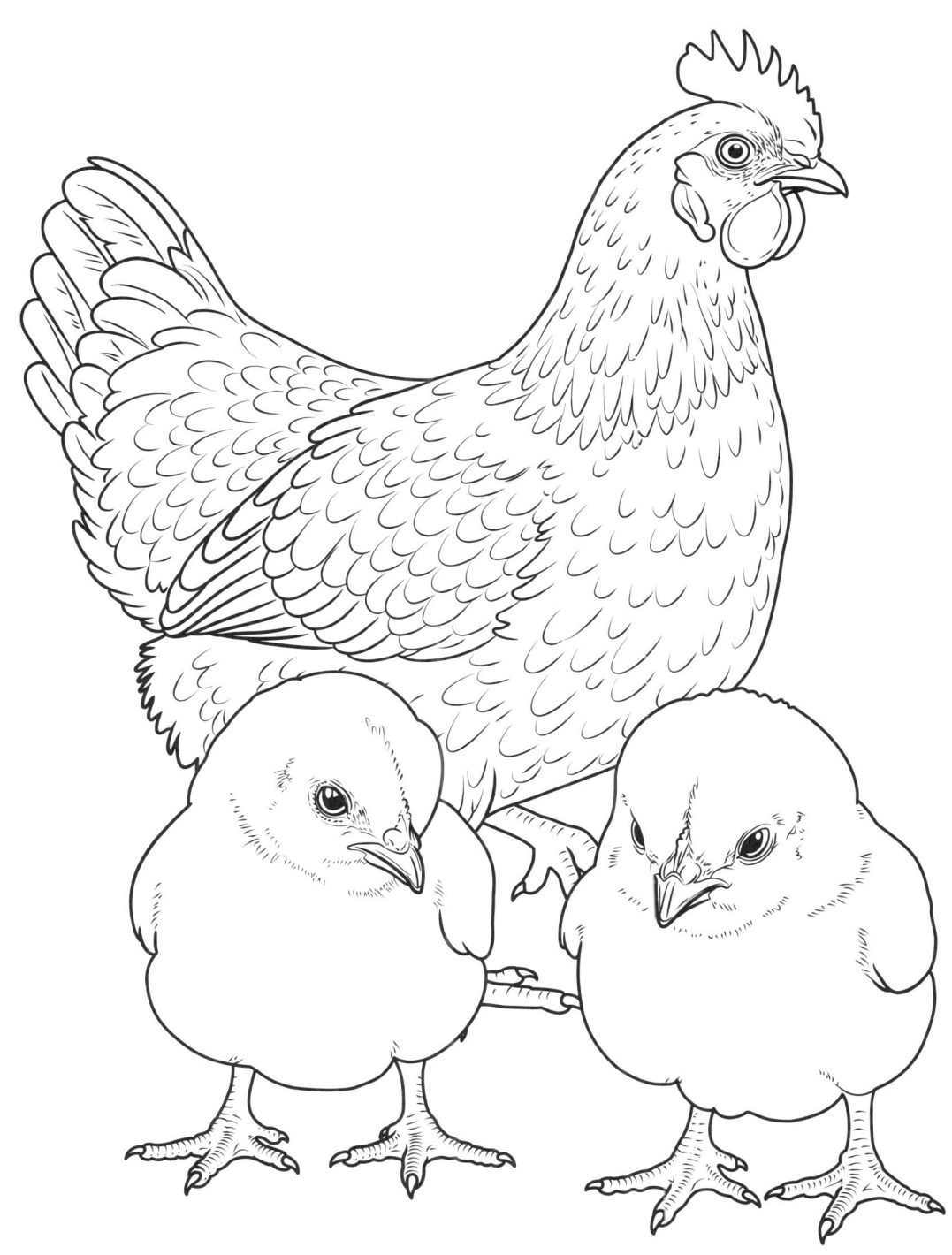

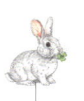

뒷마당 내 작은 친구 ― 토끼

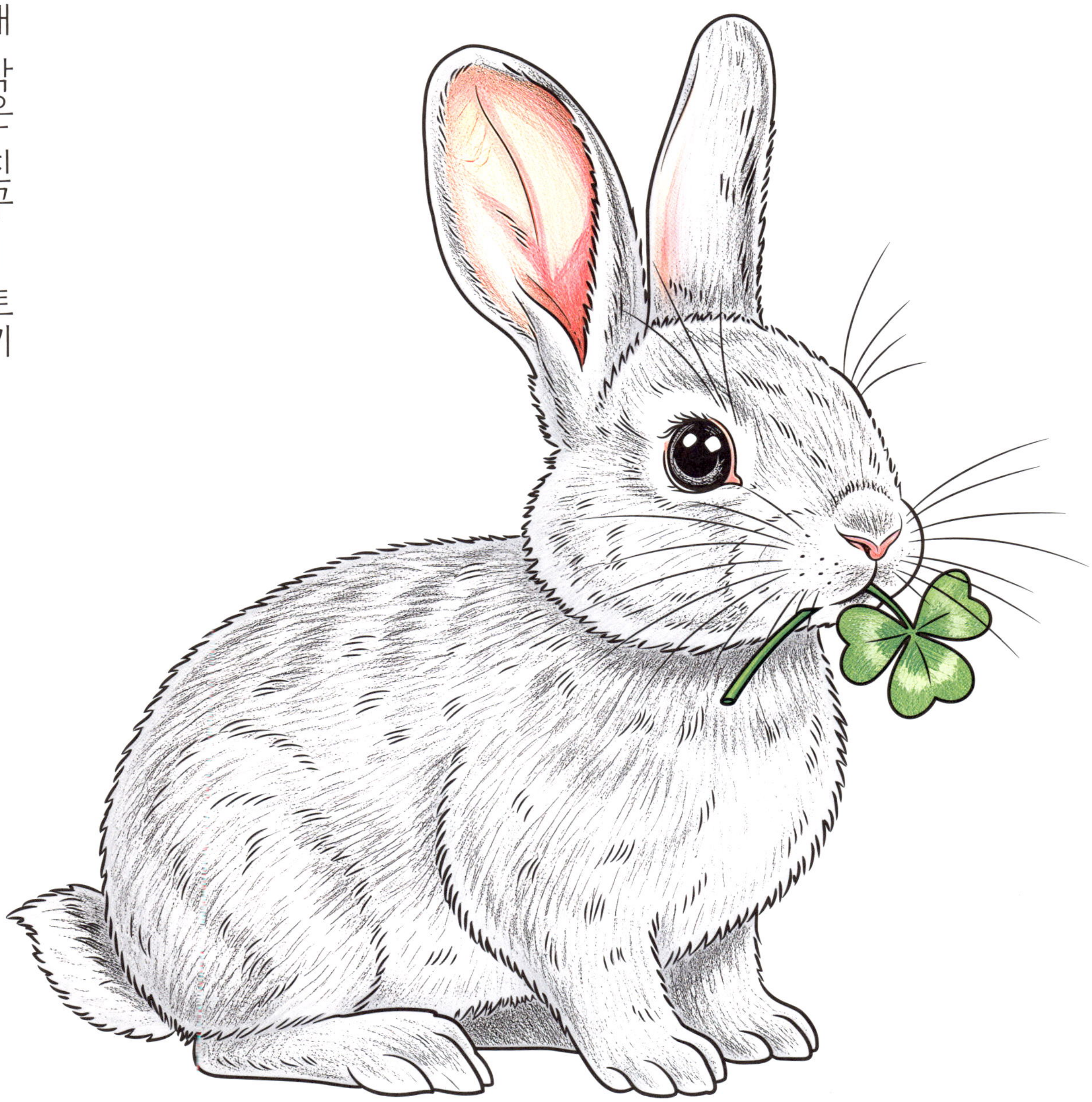

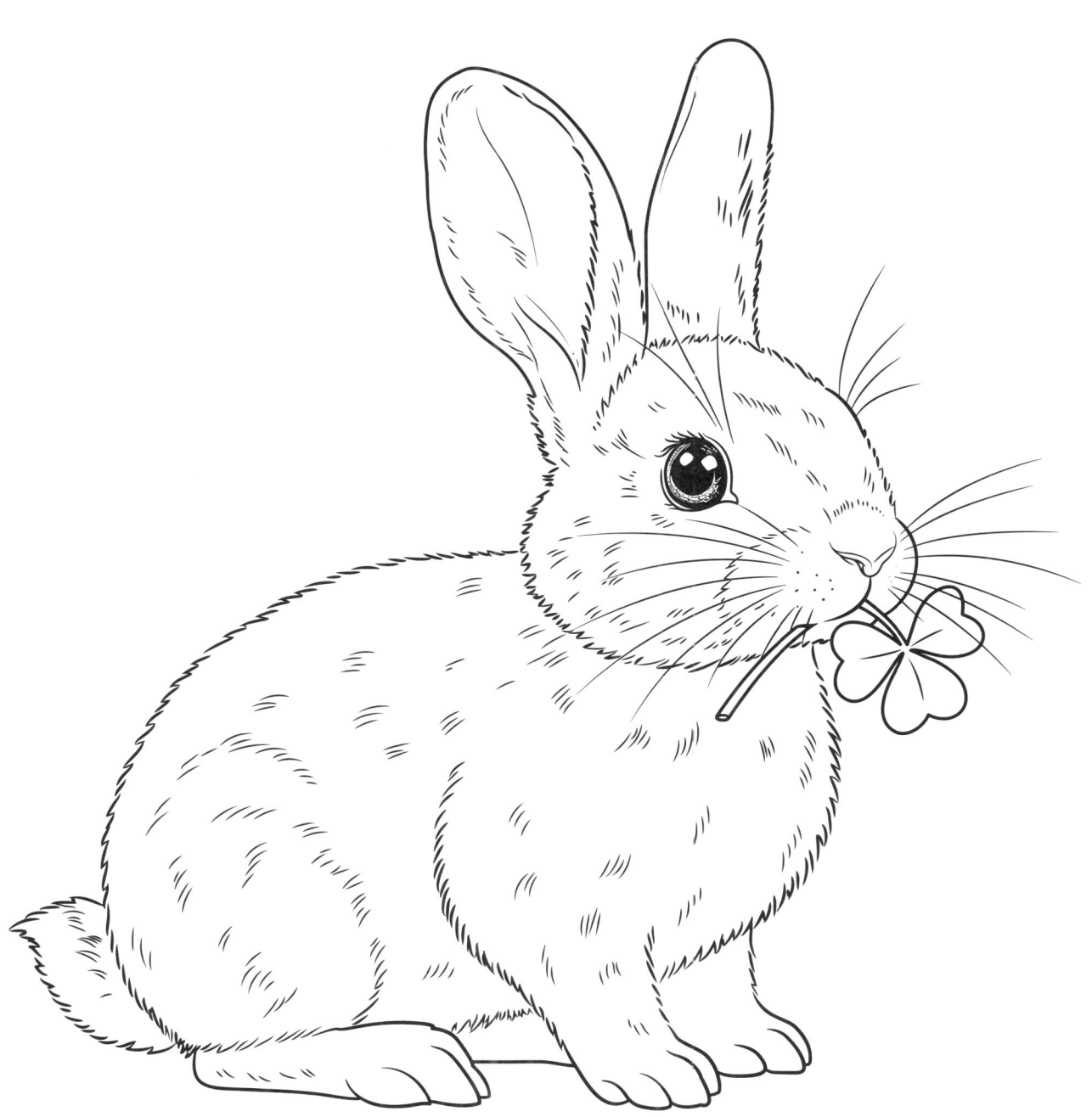

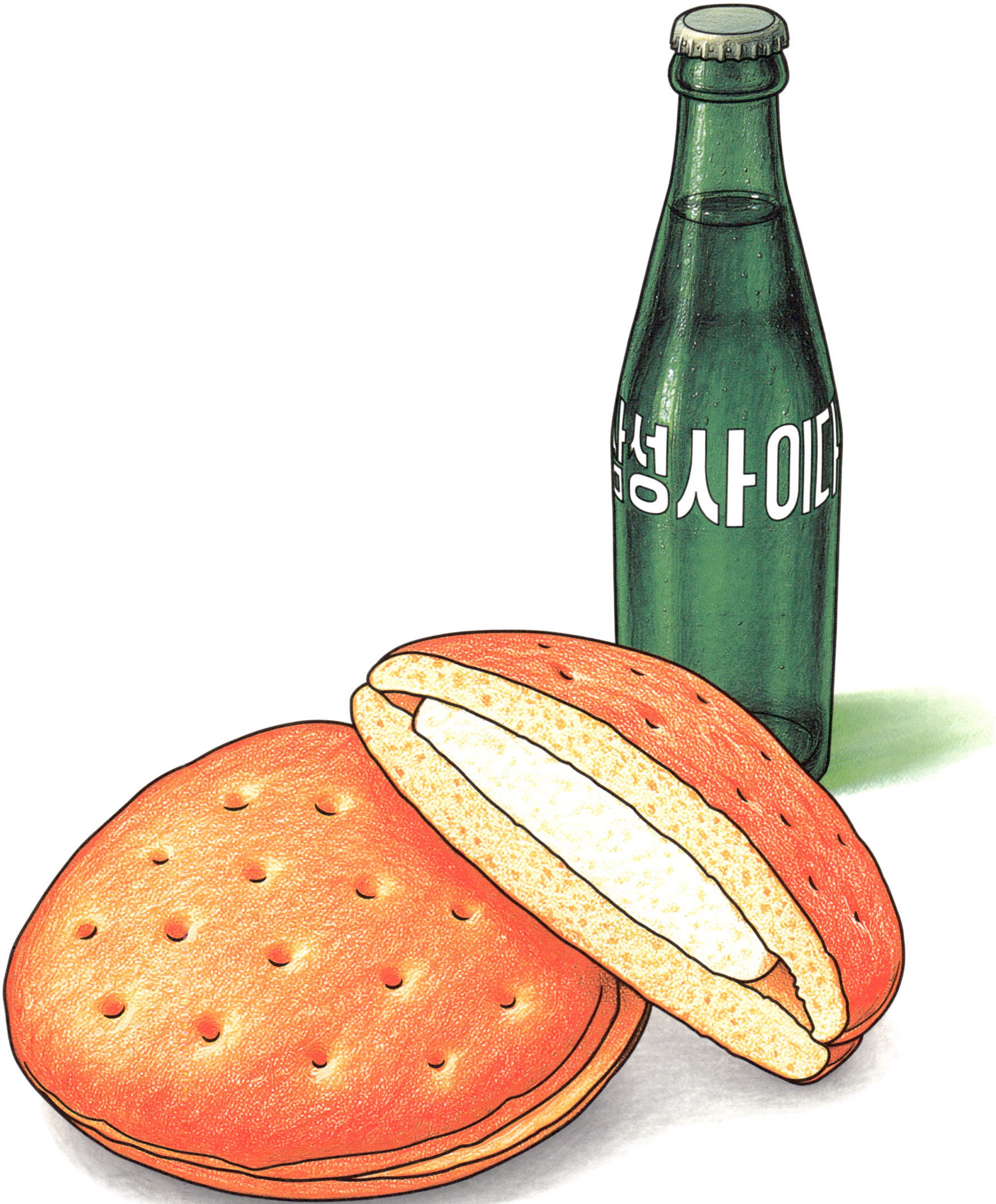

처음 만난 달콤함 — 크림빵과 사이다

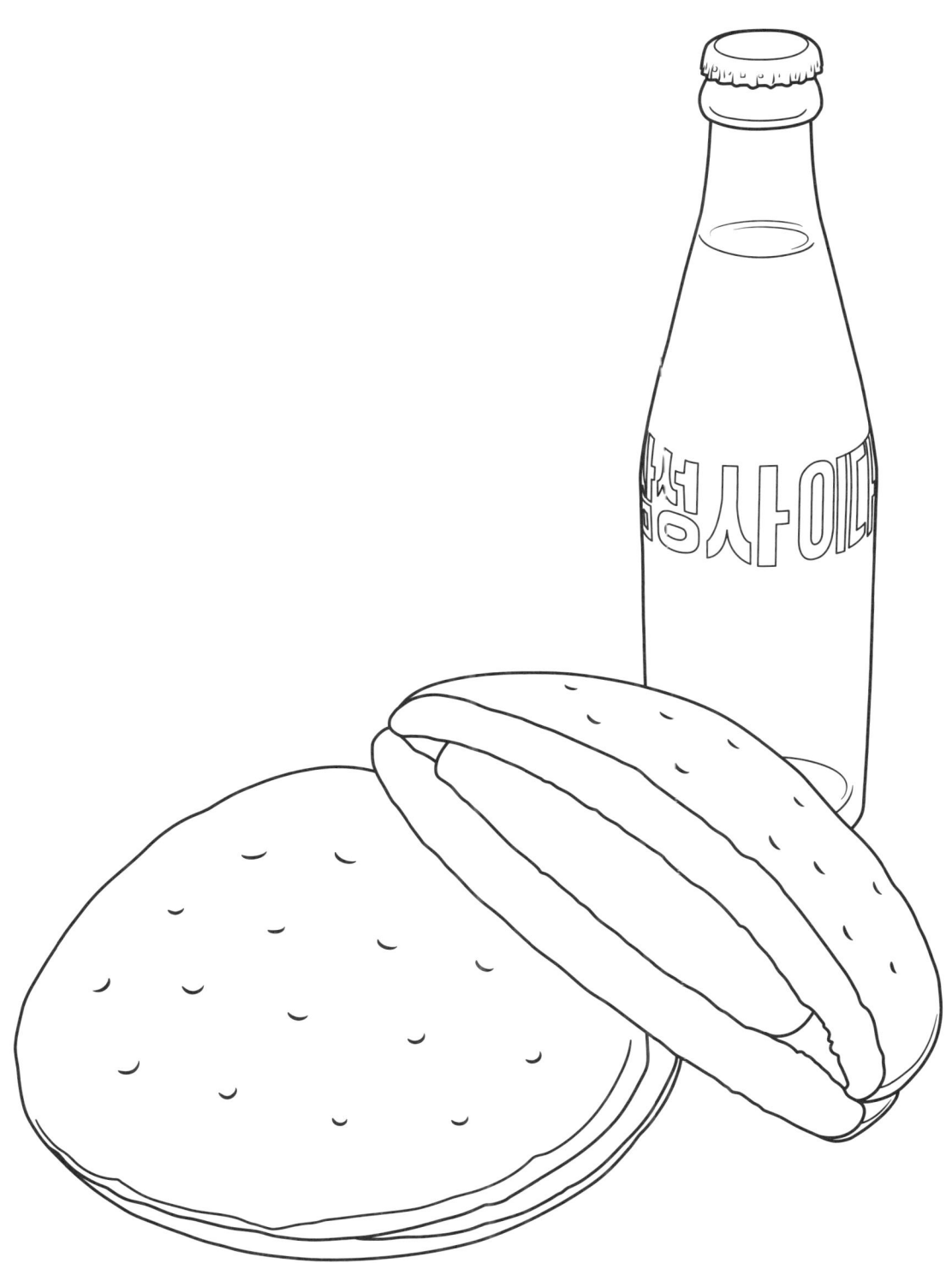

깊은 밤을 가득 채우던 — 호롱불

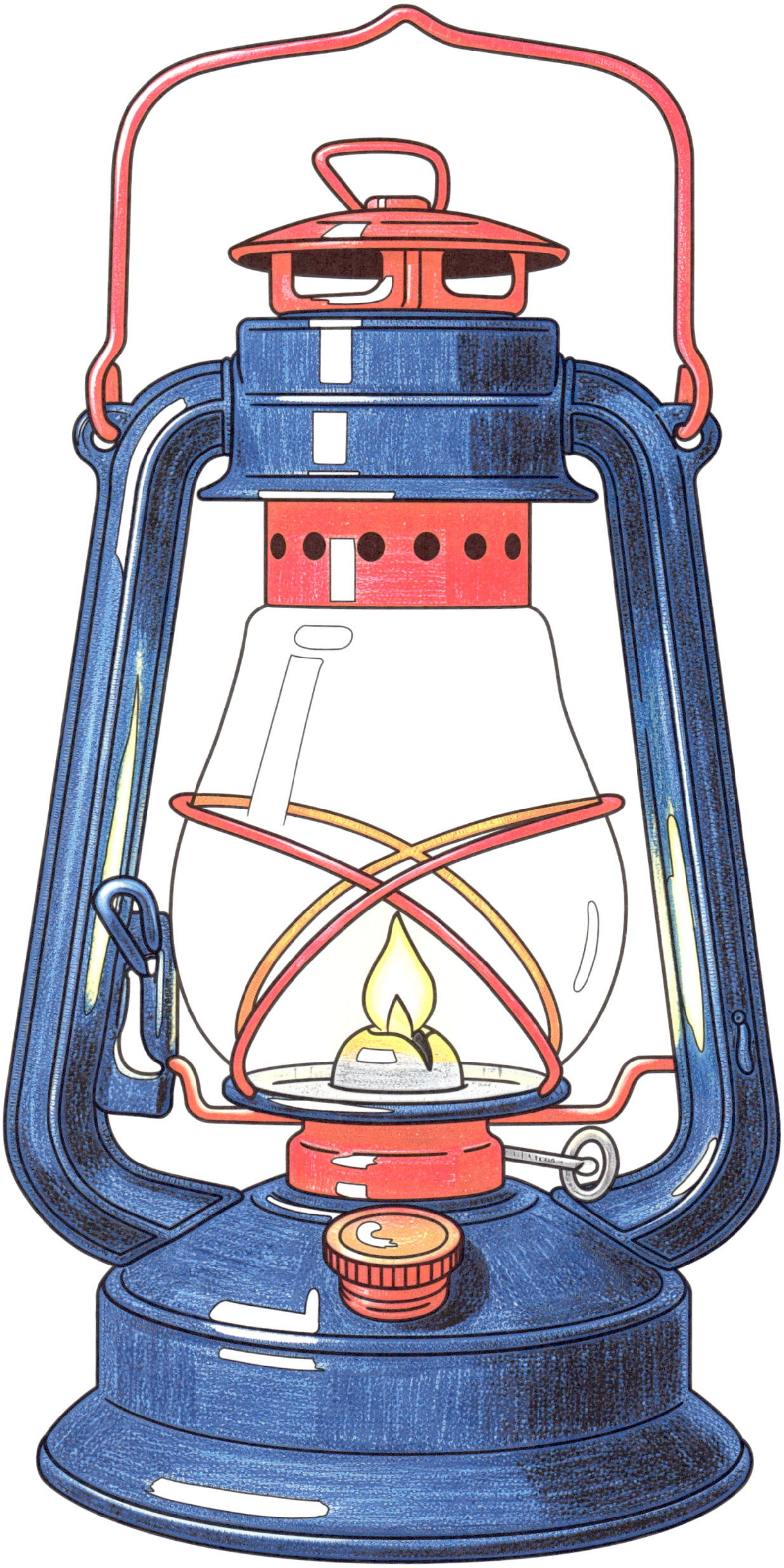

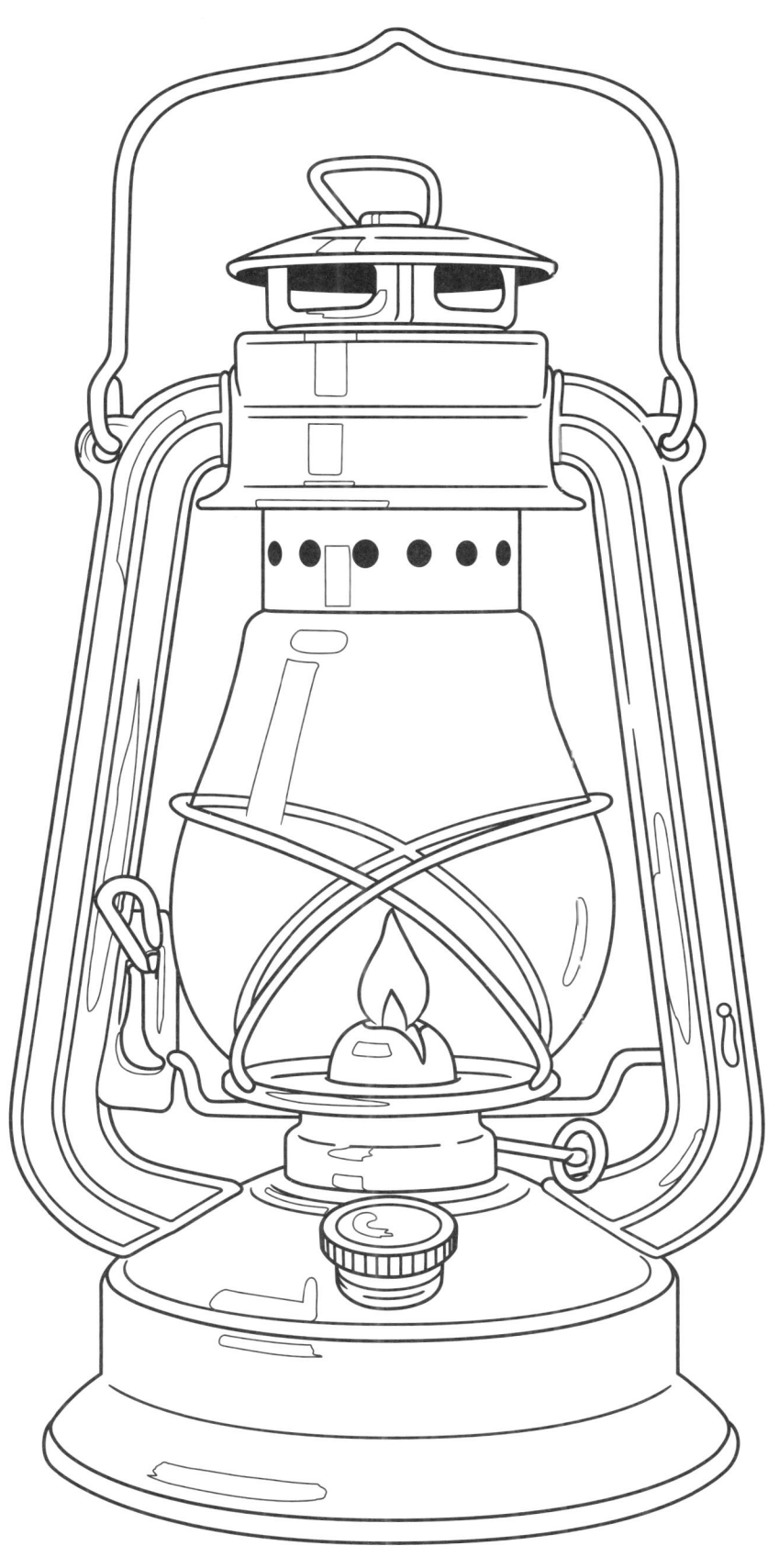

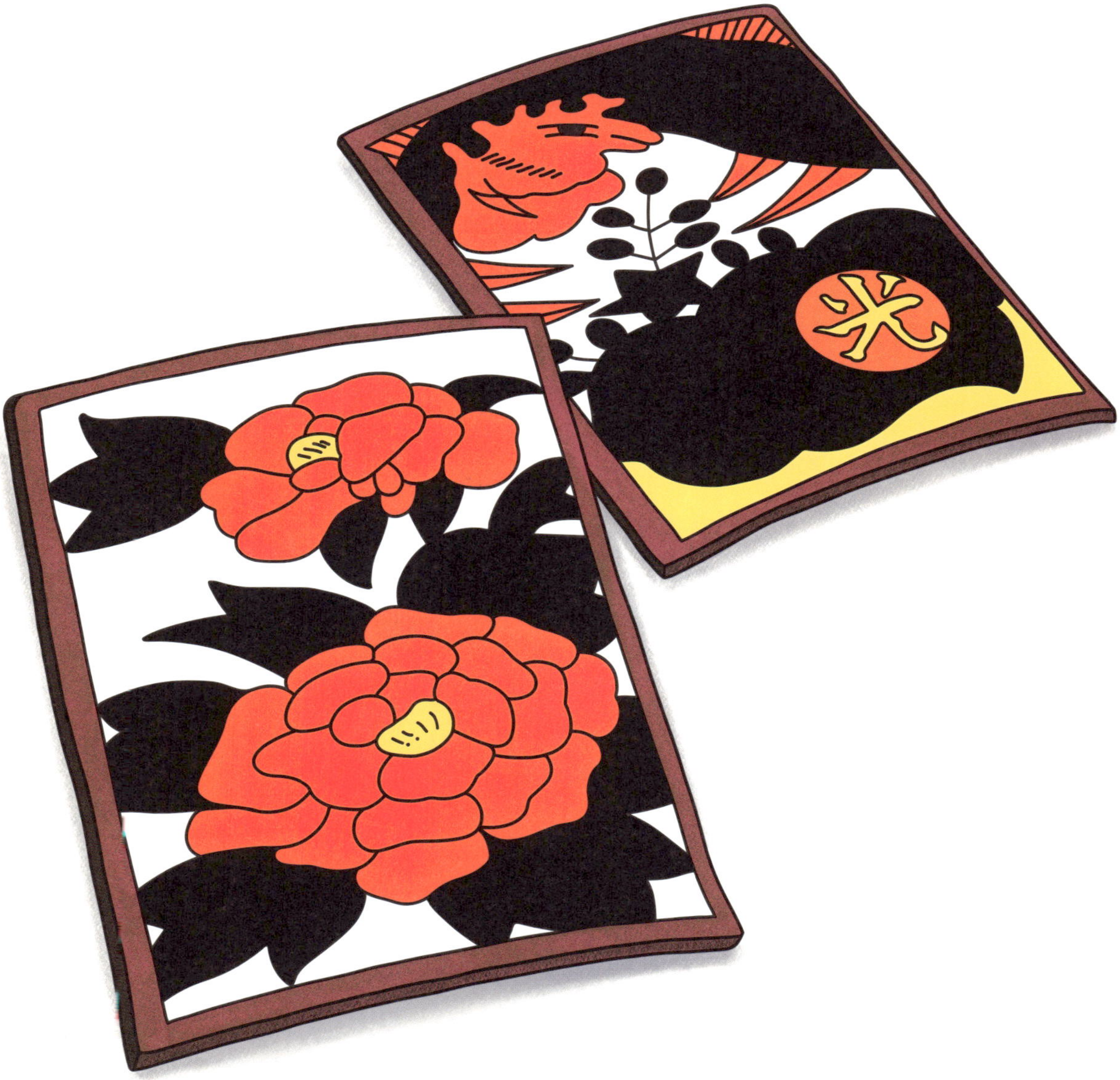

그때는 국민 놀이 ― 화투

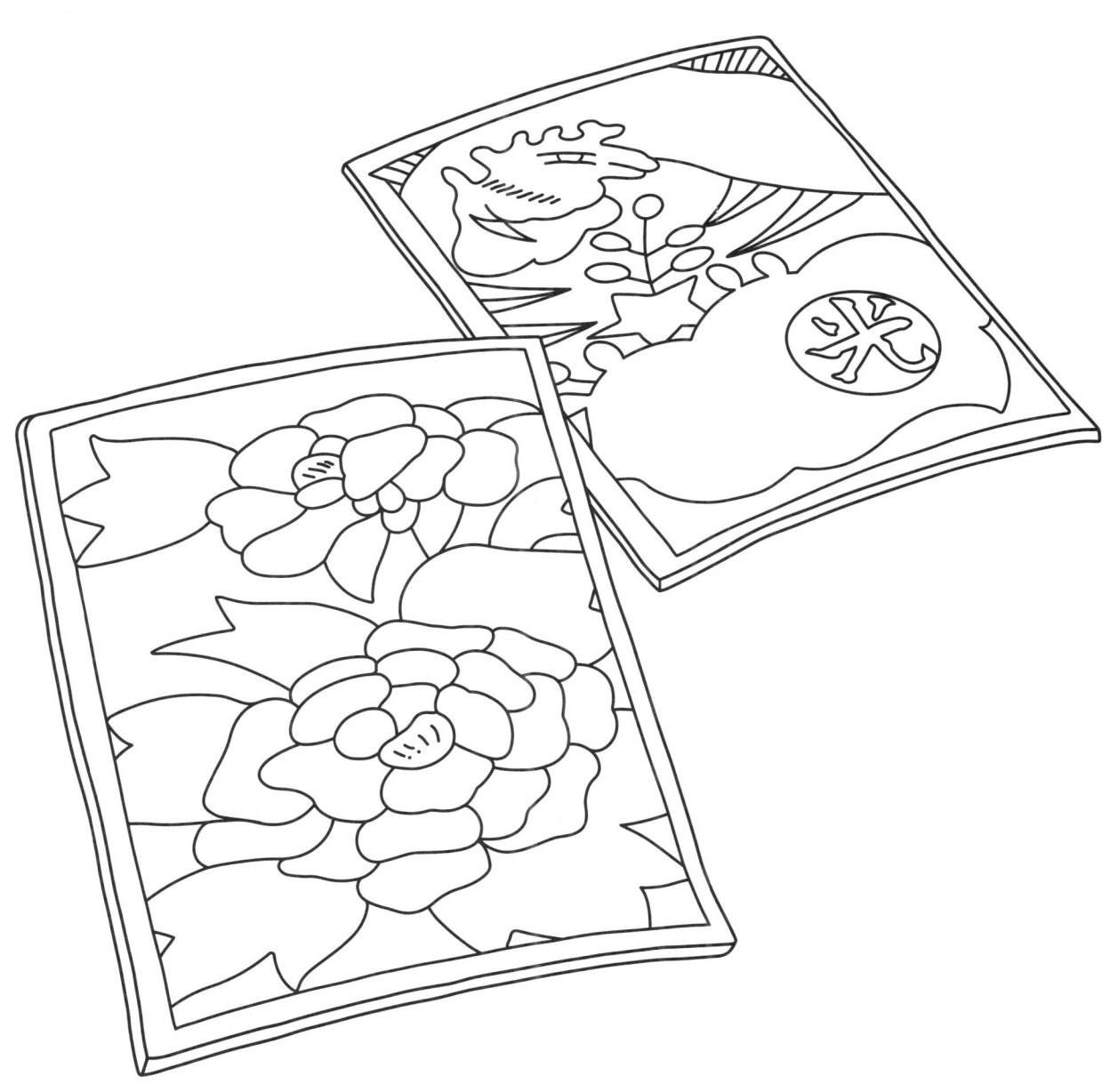

추억 속 겨울 간식 ― 국화빵

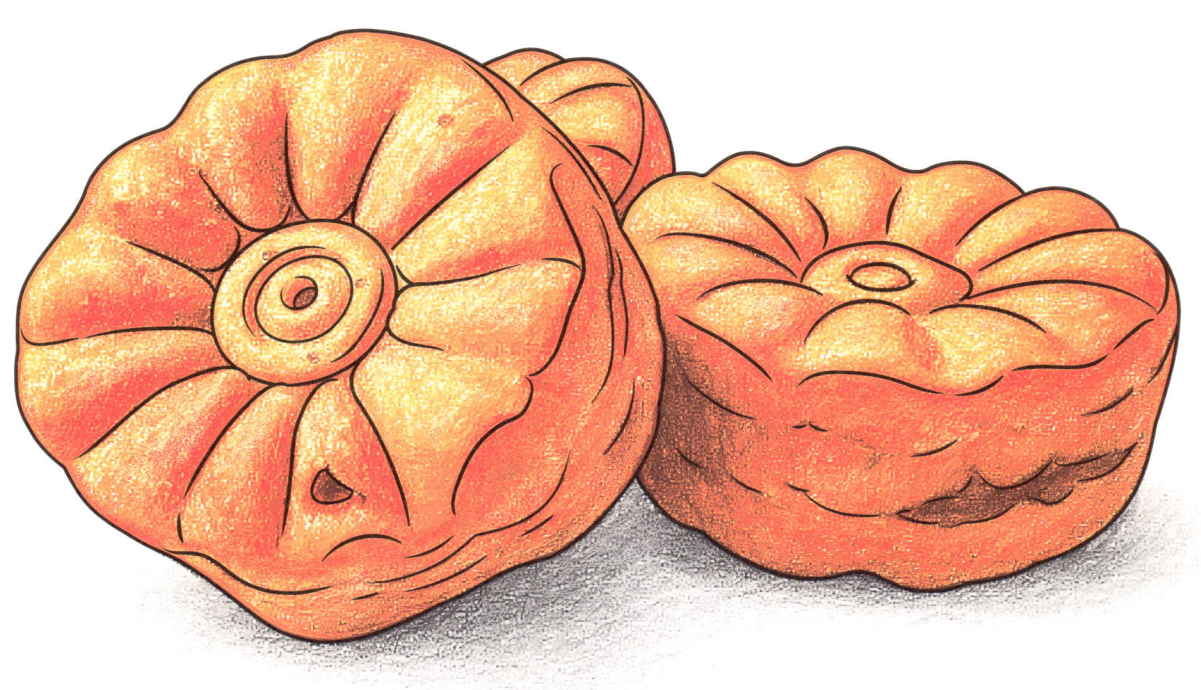

70

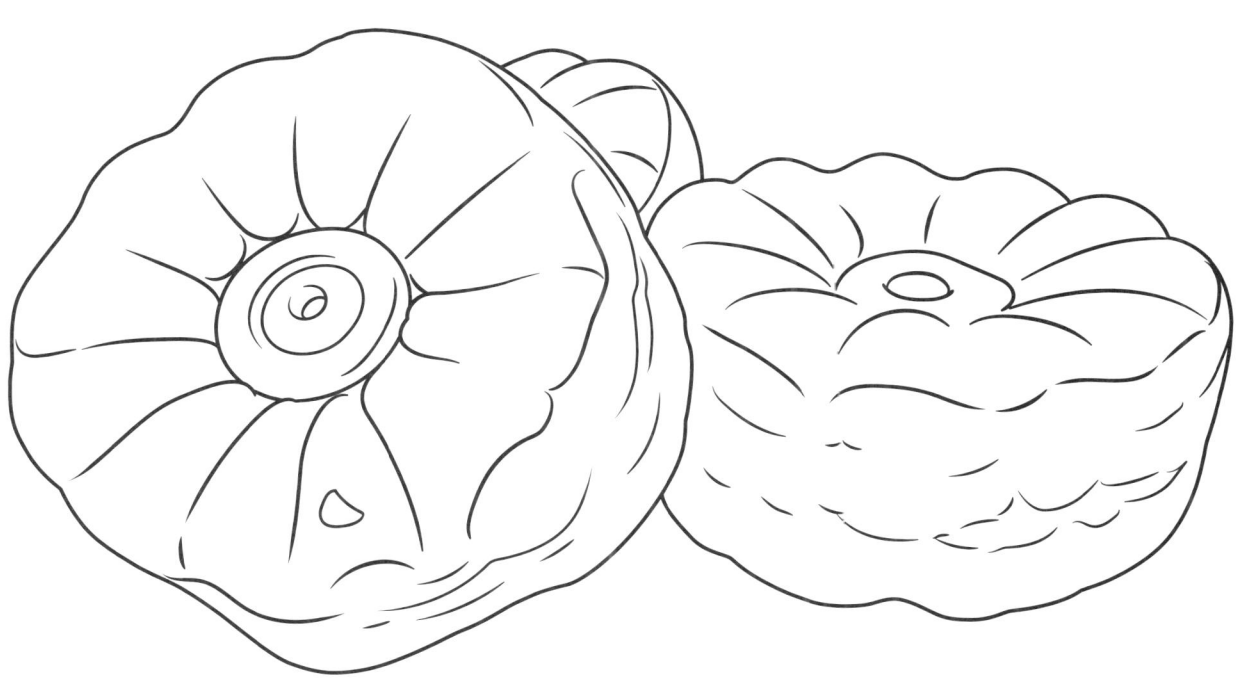

설빔으로 입은 고운 꼬까옷 — 색동저고리

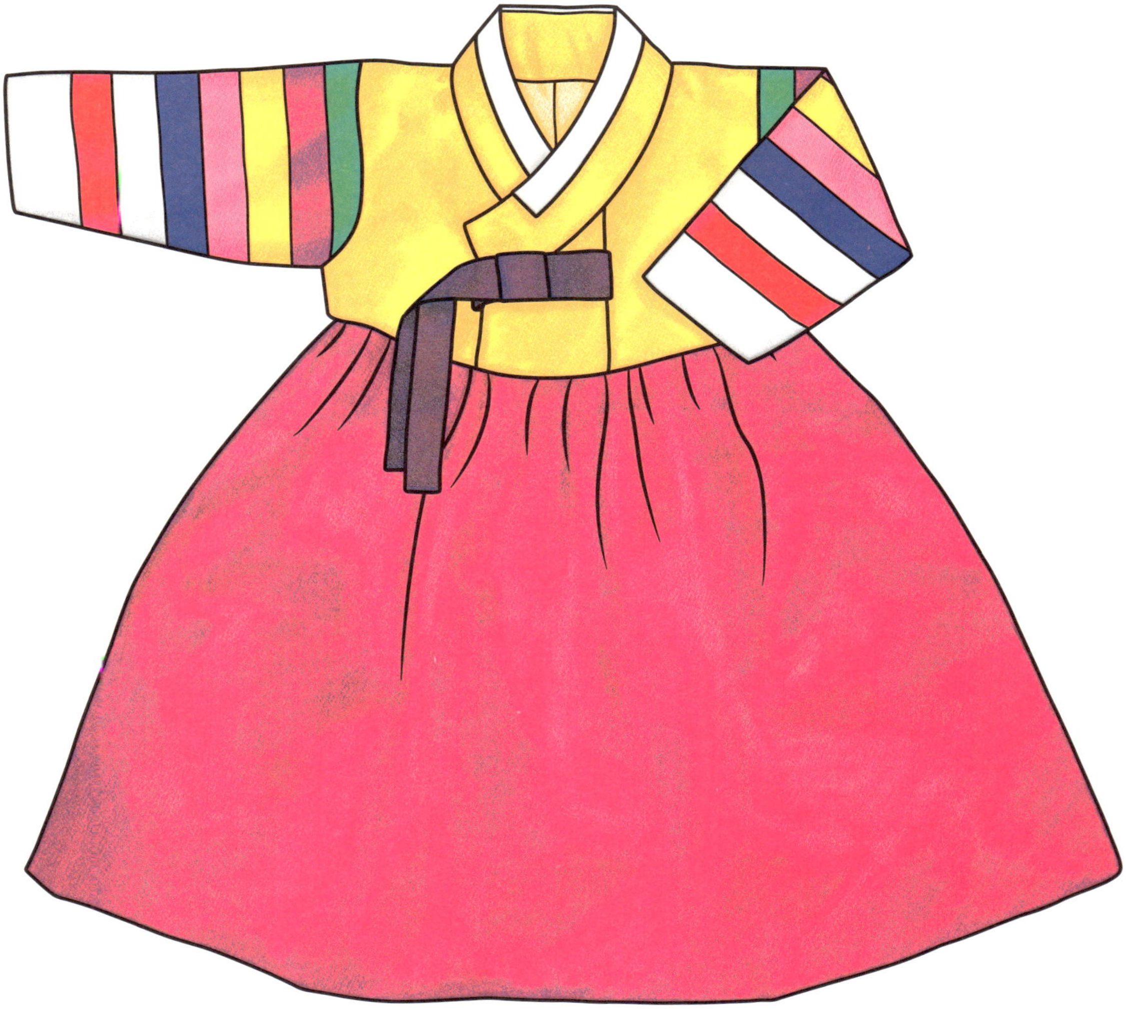

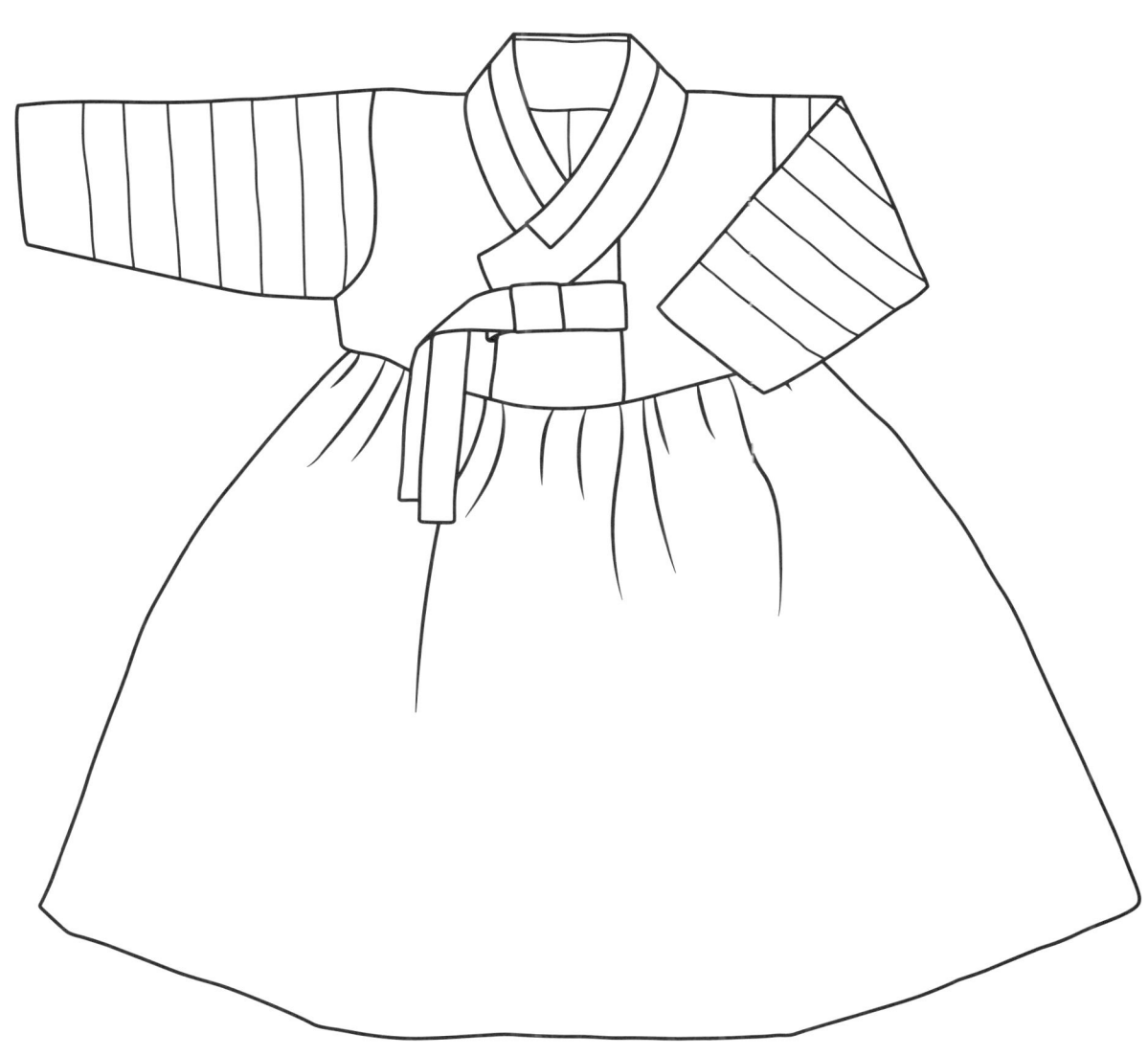

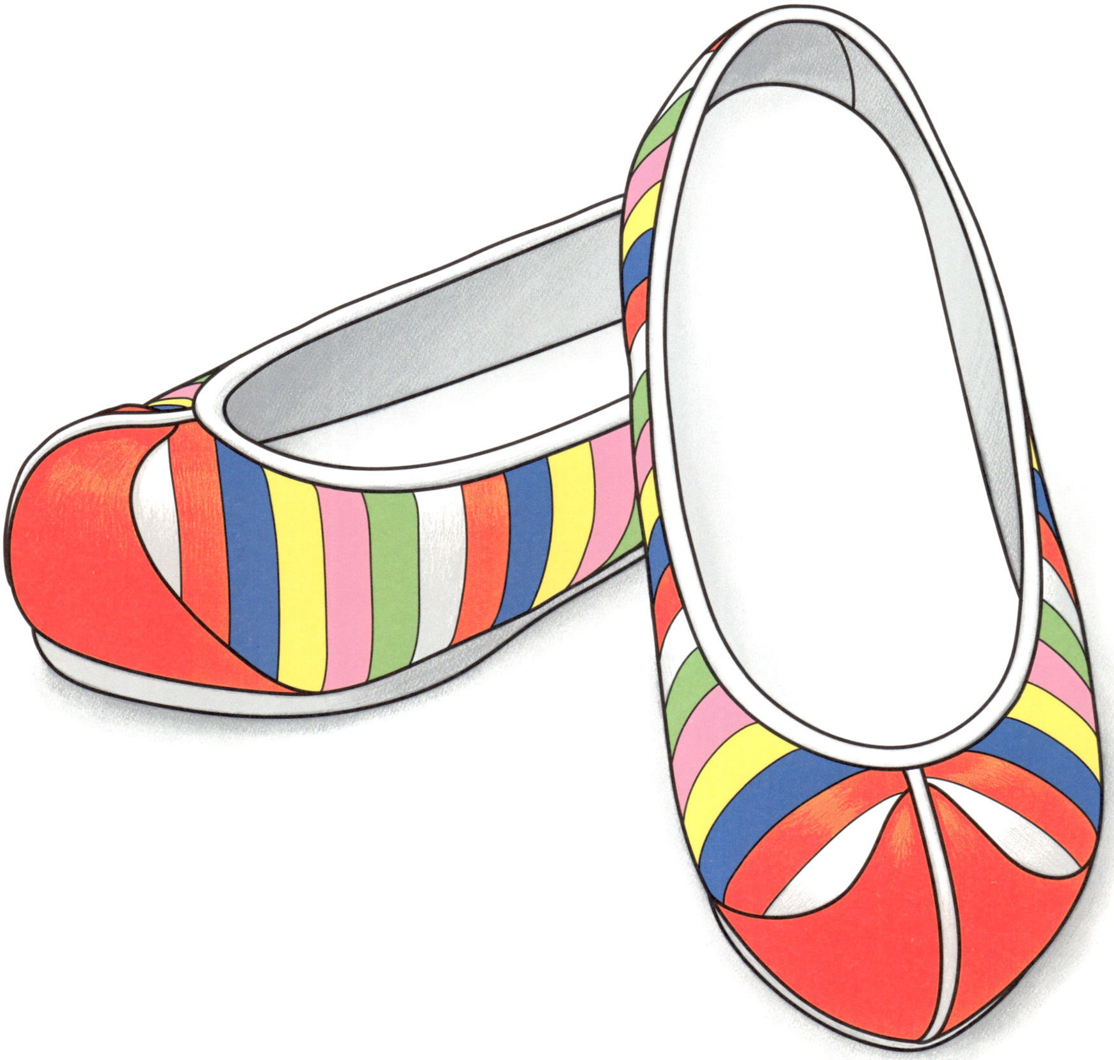

그 시절 자랑거리 — 색동고무신

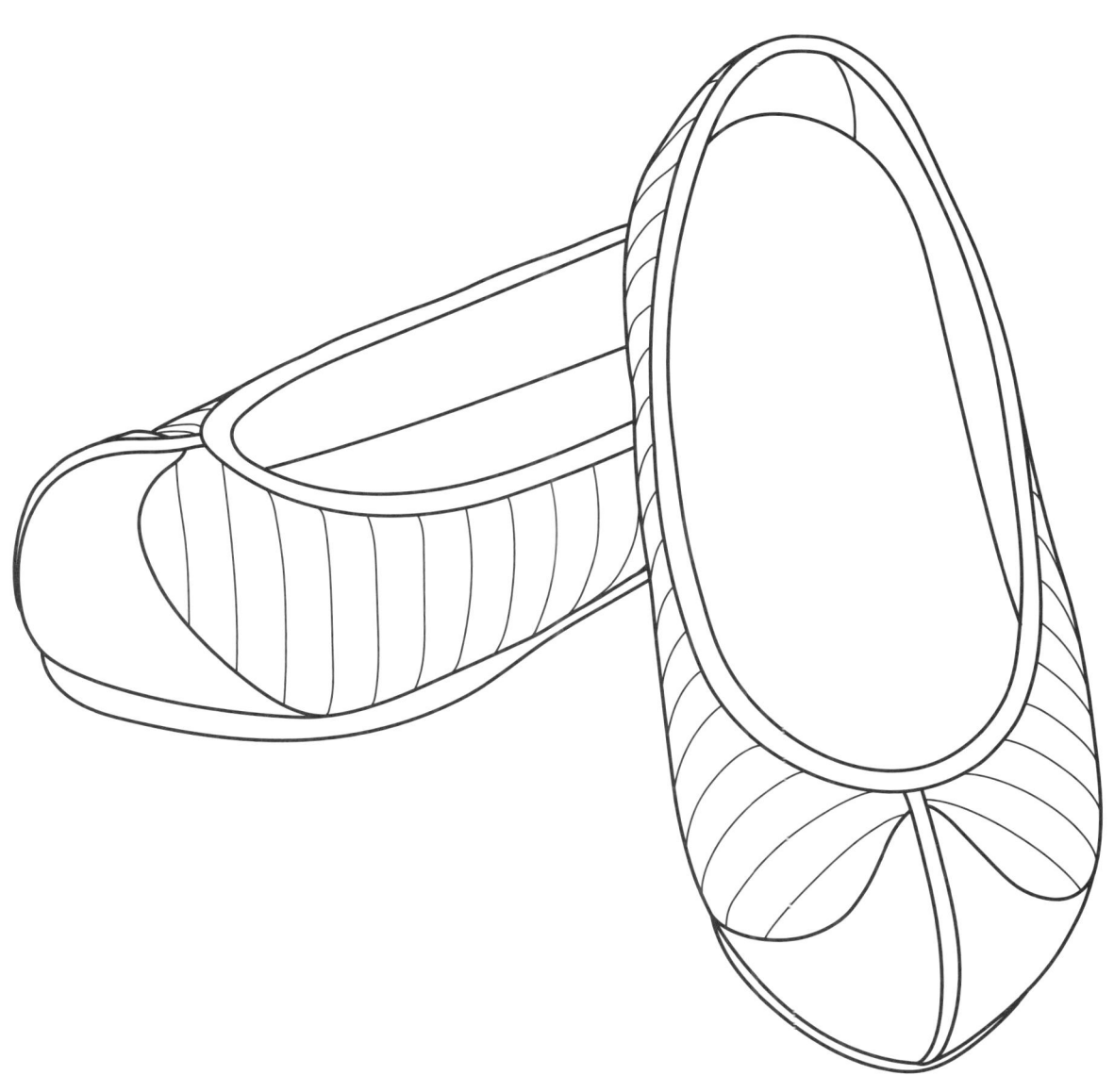

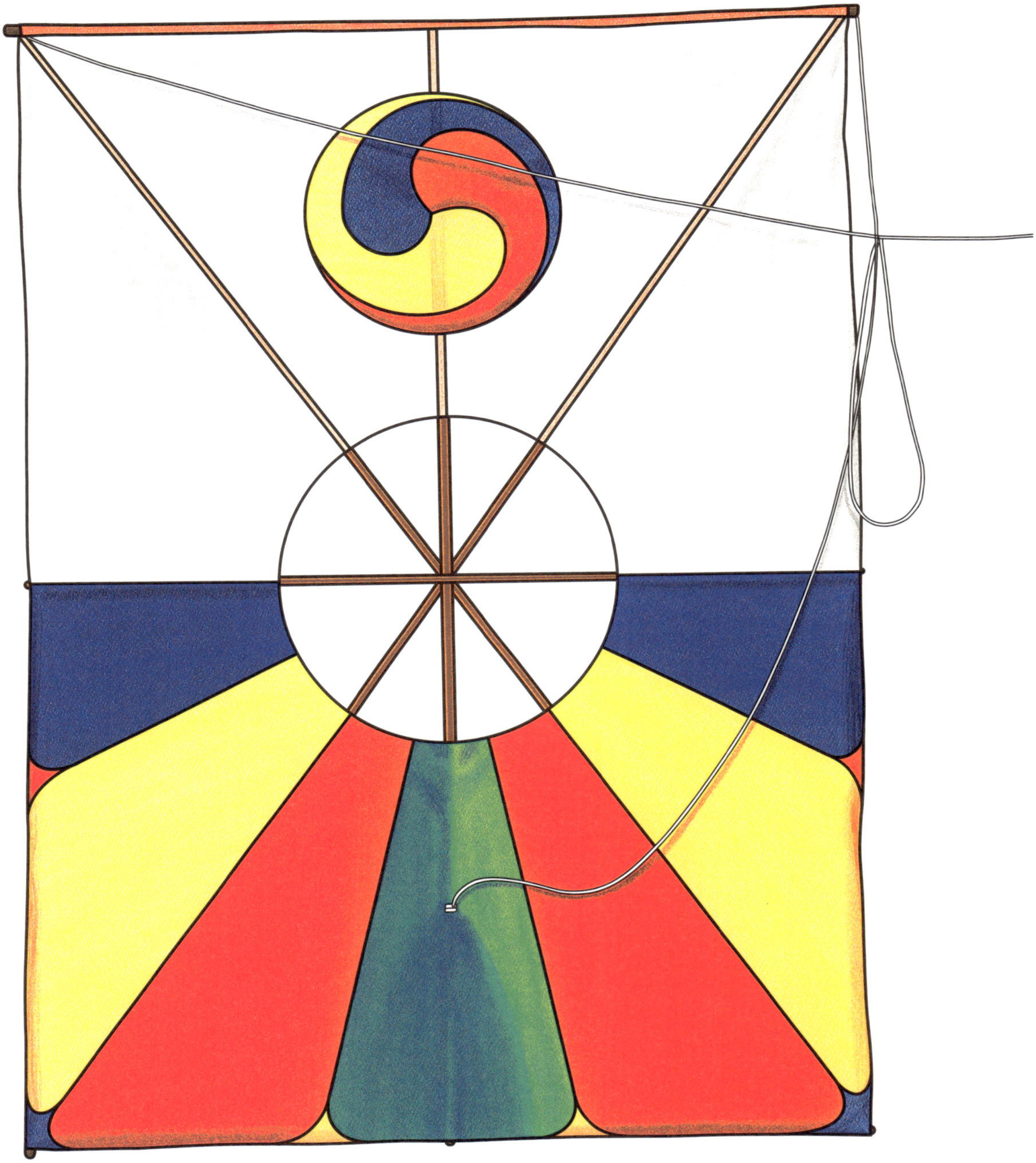

하늘 높이 신나게 — 방패연 날리기

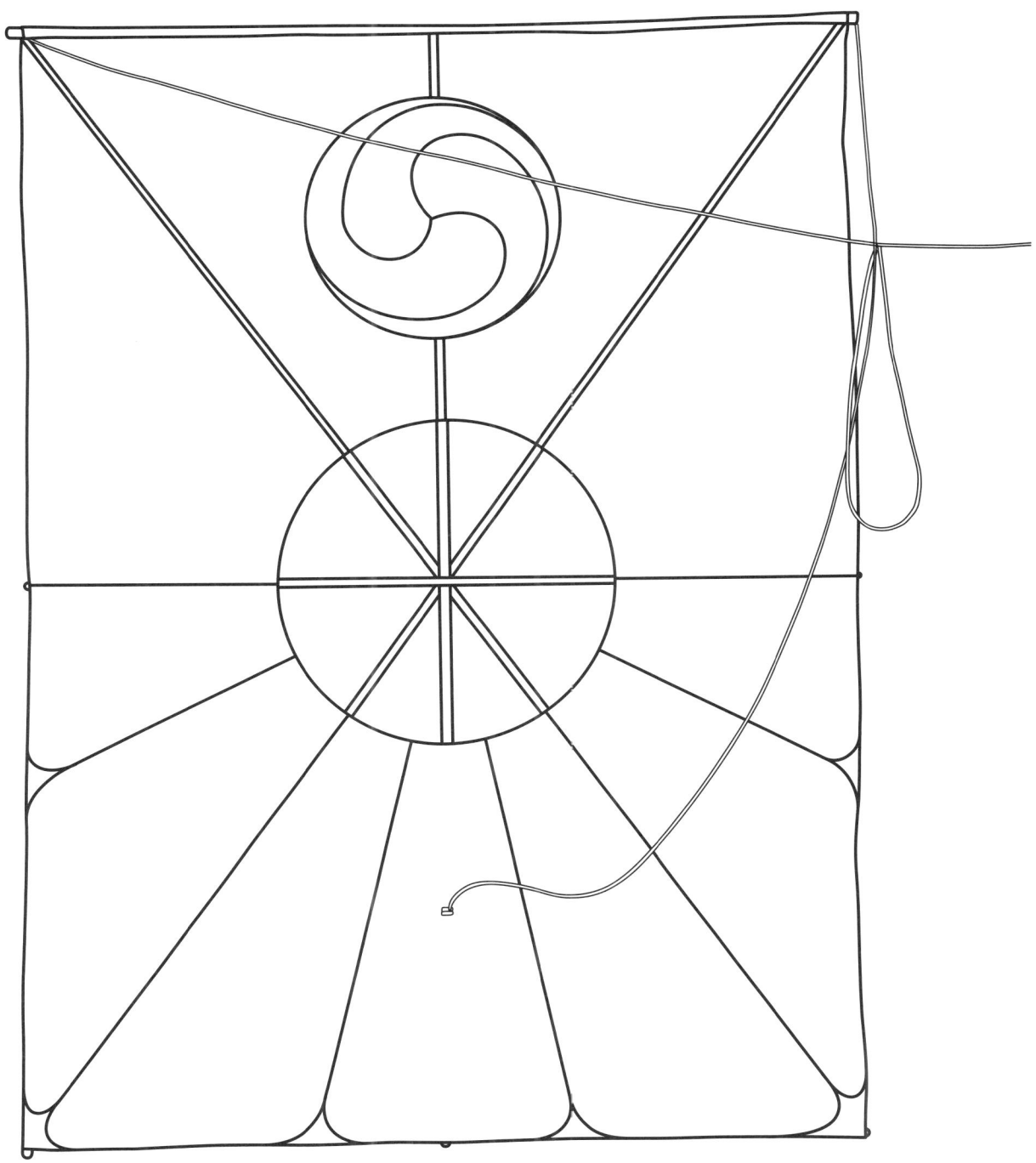

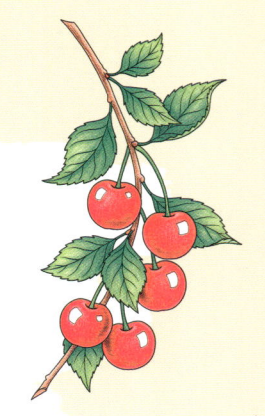

『치매 예방을 위한 시니어 컬러링북 – 나 어렸을 때는』
한 권을 완성하셨습니다.

축하드립니다.

어린 시절 추억을 떠올리며 그리는 내내 미소지으시길
바란 제 마음이 부디 전해졌다면 좋겠습니다.

• 책 속 그림이 불러온 어린 시절의 추억 중 가장 행복했던 장면은 무엇인가요?

• 가장 마음에 드신 그림은 무엇이었나요?

• 그림을 그리며 느낀 생각이나 소감을 적어 보세요.

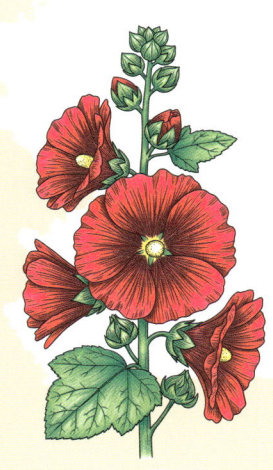

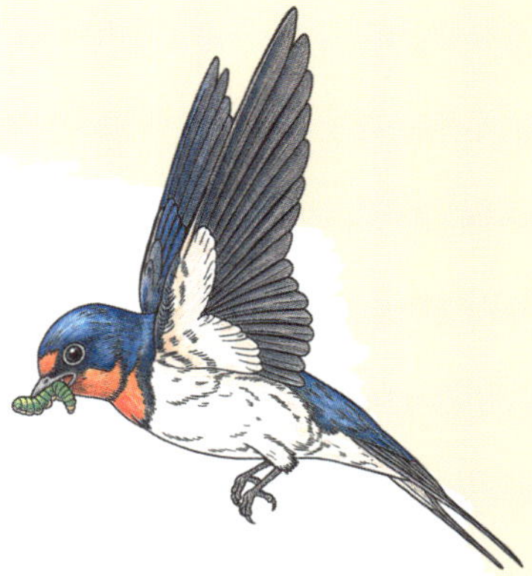

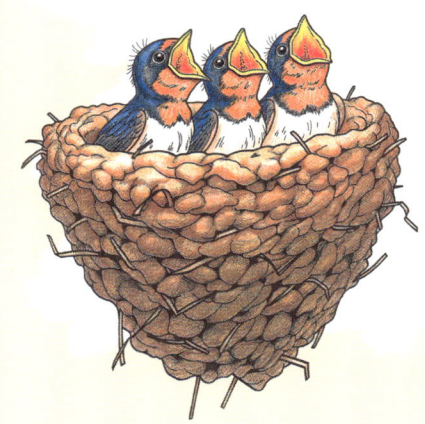

치매 예방을 위한
시니어 컬러링북
나 어렸을 때는

1판 1쇄 발행 2025년 11월 5일

글·그림 송연서

펴낸곳 그림빛
펴낸이 송연서
주소 강원특별자치도 원주시 홍판서길 57, 402호
전화 010-5956-5282
이메일 gleambit.art@gmail.com

© 2025 송연서·그림빛
ISBN 979-11-994843-0-6

· 이 책은 저작권법에 의해 보호받는 저작물이므로 무단 전재와 무단 복제를 금합니다.
· 잘못된 책은 구입처에서 바꿔 드립니다.
· 책값은 뒷표지에 있습니다.

그림빛은 기관·단체용 대량 주문을 환영합니다.
아래 연락처로 편히 문의 주세요.

전화 010-5956-5282
이메일 gleambit.art@gmail.com